CONSIDÉRATIONS *CRITIQUES* SUR LA CLASSIFICATION *DES MÉDICAMENS,* SUIVIES D'UN NOUVEAU PLAN *DE MATIÈRE MÉDICALE.*

Cette science (la matière médicale) a été tour à tour influencée par ceux qui ont dominé en médecine ; chacun a reflué sur elle, si je puis m'exprimer ainsi : de là le vague, l'incertitude qu'elle nous présente aujourd'hui. Incohérent assemblage d'opinions, elles-mêmes incohérentes, elle est peut-être, de toutes les sciences physiologiques, celle où se peignent le mieux les travers de l'esprit humain. Que dis-je ! ce n'est point une science pour un esprit méthodique ; c'est un ensemble informe d'idé s inexactes, d'observations souvent puériles, de moyens illusoires, de formules aussi bizarrement conçues que fastidieusement assemblées.

BICHAT.

Par G. G. LAFONT-GOUZI, Médecin.

A TOULOUSE,
Chez l'Auteur, rue du Coq-d'Inde, N.° 227.
AN XI. ~~~ 1803.

DISCOURS PRÉLIMINAIRE.

Les sciences, dont les principes sont aujourd'hui certains et démontrés, ont été plusieurs siècles sans faire de grands progrès. De nos jours même, où l'esprit de recherches, guidé par le flambeau de la critique et de l'analyse, en ont si fort reculé les bornes, il reste encore des vastes champs à parcourir, et un nombre infini d'objets intéressans à connaître. Or la médecine, cette science mystérieuse par sa nature, pourrait-elle se flatter d'être arrivée à la perfection; tandis que celles qui sont bien plus accessibles à l'intelligence humaine, ont eu des progrès si lents pendant tant de siècles; tandis que le nombre prodigieux des ouvrages qui sont sortis de son sein depuis son fondateur, les aveux précieux de tant d'hommes de génie qui l'ont cultivée avec distinction, et enfin notre propre expérience attestent le contraire. Il serait donc bien peu philosophique d'accueillir avec une prévention défavorable tout ouvrage où l'on proposerait des vues nouvelles sur une branche quelconque de la médecine. La matière médicale que nous examinons ici est l'une des parties de cette science où l'imagination s'est plus amplement donné carrière; mais hélas! trop souvent aux dépens de l'humanité.

» *Des moyens identiques ont eu souvent des noms » différens, suivant la manière dont on croyait qu'ils » agissaient. Désobtruant pour l'un, relâchant pour » l'autre, rafraîchissant pour un autre, le même mé- » dicament a été tour à tour employé dans des vues » toutes différentes, et même opposées; tant il est vrai » que l'esprit de l'homme marche au hasard, quand le » vague des opinions le conduit* ». Bichat. *Mais comment éviter d'être entraîné par l'autorité d'autrui? Il étoit impossible qu'un seul homme fît des observations assez exactes et assez nombreuses pour fixer le médecin sur la manière d'agir des substances médicamenteuses. Il a fallu nécessairement recueillir çà et là les opinions et les expériences non-seulement des hommes de l'art, mais encore du vulgaire; d'où il est arrivé que l'ignorance, la précipitation, le préjugé, l'intérêt, l'esprit de système, le crédit et l'habileté des chefs de secte, qui ont successivement dominé en médecine, ont banni toute analyse et tout examen de la matière médicale. On adopta d'abord aveuglément les remèdes sur la foi de leurs inventeurs ou de l'usage qu'on en faisait; leur effet fut interprêté arbitrairement; on leur donna, selon les vertus qu'on attribuait à chacun d'eux, des dénominations qui sont sans nombre; enfin la routine a tellement affermi son empire, que de nos jours encore, malgré les progrès qu'ont fait les sciences exactes, cette branche si importante de notre art, est un vrai chaos, qui ne peut servir qu'à prouver le délire de l'imagination de la plupart de ceux qui l'ont cultivée jusqu'à nous.* » *On dit*

» *que la pratique de la médecine est rebutante ; je dis » plus : elle n'est pas, sous certains rapports, celle » d'un homme raisonnable, quand on en puise les prin- » cipes dans la plupart de nos matières médicales* ». Bichat. *Cela vient évidemment de la grande multiplicité des vertus factices attribuées aux différentes productions naturelles et aux compositions pharmaceutiques. La spécificité a été prodiguée à un tel point, que, selon le langage de nos matières médicales, il n'y a pas de médicament qui n'en soit doué, et que souvent même un seul possède plusieurs vertus à la fois. Or les classes de remèdes n'y sont si nombreuses que parce que l'on a admis une infinité de diathèses, pour chacune desquelles il a fallu tenir des armes toutes prêtes dans l'arsenal de la médecine : mais elles sont aussi imaginaires que l'ennemi contre lequel on prétendait les diriger. Les véritables effets, tant des substances pures, que des compositions pharmaceutiques, sont restés ignorés ou méconnus; et les effets purement hypothétiques, sont tous les jours l'objet unique auquel s'arretent les regards du médecin. Hippocrate est celui de tous les anciens qui a suivi la marche la plus simple pour découvrir les propriétés réelles et primitives des médicamens. En parlant des alimens ou des remèdes, il ne manque guères d'avertir qu'ils échauffent ou qu'ils rafraîchissent, c'est-à-dire, qu'ils fortifient ou qu'ils débilitent : il va même jusqu'à expliquer de cette manière l'effet de l'exercice des sens et des facultés intellectuelles.* Liv. du régime. *Voilà, en effet, les deux seules sortes d'ac-*

tion des remèdes : ou ils fortifient, ou ils affoiblissent ; vérité qui sera développée dans tout cet essai. Il paraît toutefois qu'Hippocrate ne fut pas toujours fidèle à ses excellens principes, ou qu'il ne vit pas toutes les heureuses conséquences qui en découlent, ou bien enfin qu'il ne sut pas en tirer tout le parti qu'il aurait pu. Quoiqu'il en soit, les anciens eurent bientôt une matière médicale riche et imposante, ainsi qu'on peut l'inférer des ouvrages de Dioscoride, de Pline, de Galien. Les médecins qui vinrent dans des temps postérieurs, ne firent qu'ajouter au nombre des substances médicamenteuses, ou qu'on croyait l'être. Ils continuèrent, à l'imitation des premiers maîtres de l'art, de revêtir les médicamens de qualités et de vertus pompeusement imaginaires, et il a fallu beaucoup de temps pour qu'on s'apperçût que tout ce luxe n'était que pauvreté. Lors même que les physiciens, secouant le joug d'Aristote, et renversant les idoles qui s'opposaient aux progrès de la science, marchoient à grands pas vers la perfection, les médecins, toujours aveuglés par les préjugés, continuèrent de jurer sur la parole de leurs devanciers. Cependant l'inefficacité des remèdes ayant été souvent observée, et plusieurs médecins s'étant convaincus que ceux qu'on accréditait le plus, étaient quelquefois pernicieux, on commença à douter ; mais au lieu de remonter à la source de l'incertitude où l'on était de leurs propriétés, des hommes de génie, quittant ce sentier ouvert à leur observation, se jetèrent dans l'opinion presqu'aussi ancienne que l'art lui-même, laquelle attribuoit toutes les guérisons au pouvoir d'une prétendue force médiatrice de la nature ; ce qui fortifia l'incrédulité en matière de médecine, non-seulement parmi les savans, et dans le peuple, mais encore chez les propres gens de l'art. Plusieurs d'entre ces derniers par un sentiment de délicatesse, n'ordonnoient que peu de remèdes à leurs malades, et d'autres même, dégoûtés d'un état où l'incertitude était attachée à chaque pas, furent souvent tentés de l'abandonner. L'usage de classer les médicamens, d'après les effets sensibles qu'ils produisent quelquefois, était une source intarissable d'embarras et de perplexité; comme il a été la cause de bien des erreurs dans la théorie, et de bien de fautes dans la pratique. Il détourna les médecins du seul objet qu'ils devaient avoir en vue ; savoir, de la nécessité de déterminer, par le degré d'activité et d'énergie d'une substance, les cas où elle convient, et ceux où elle peut nuire. La science des médicamens devint un formulaire : la mémoire et la routine suffisaient pour appliquer les remèdes. Un malade avait-il la toux ? c'était un expectorant qu'il fallait administrer ; de la difficulté à uriner ? c'était un diurétique ; s'agissait-il de l'écoulement menstruel ? c'était un emménagogue, ect. Et voilà encore de nos jours la règle qu'on suit dans la pratique. L'effet sensible que les remèdes produisent dans quelques cas est la base de toutes les ordonnances, et pour ainsi dire la seule loi du praticien, le seul motif de son espoir. On envoie tel ou tel remède à tel ou tel organe, à telle ou telle partie, comme on adresse un placet à quelque ministre. Par où l'on voit combien les classes où les médicamens ont ainsi une destination si peu raisonnée et si palpablement fausse, remplissent l'esprit de préjugés, d'erreurs et de routine. Les jeunes médecins emploient un temps infini à les apprendre, et s'en vont ensuite exercer leur état, la tête pleine de mots et vide de choses. On ne peut qu'être surpris que de nos jours, où la philosophie a porté son flambeau dans toutes les sciences, elle n'ait pas encore songé à éclairer la matière médicale, qui tient de si près au bonheur de l'homme. Or, il n'y a aucune partie de la physique médicale qu'il soit plus urgent de réformer. Ne devrait-on pas enfin faire disparaître toutes ces divisions chimériques, où l'on assigne très-gratuitement, et trop souvent à faux, des propriétés particulières à certains médicamens, et qu'on refuse à d'autres, qui sont cependant de même nature ? Il est temps de bannir ces ridicules dénominations de sudorifiques, d'emménagogues, de diurétiques, d'anti-scorbutiques, ect. qui sont la honte de notre art ; ou bien il faut que notre siècle se désiste en leur faveur de la possession où il s'est établi de n'admetre, en matière de science, que le langage non équivoque de la vérité, et de n'avouer que les décisions de la nature. Toutes ces classes fautives, où l'on a rangé les remèdes comme sous autant de drapeaux, portent sur des effets sensibles, qui sont secondaires et purement éventuels, puisqu'en les dépouillant de certaines circonstances, ils ne se manifestent point, et que même les effets contraires prennent quelquefois leur place. Les Brown, les Jones, les Stoll, les Weikart, les Franck, les Bichat, ect. ont fait les mêmes reproches à la matière médicale; plusieurs ont dit, d'une manière aussi solide qu'ingénieuse, que tout ce qui détruit la cause d'une maladie, devient pour cette raison céphalique, expectorant, anti-spasmodique, ect. Cette vérité servira de base à mon travail, et tout ce que je dirai dans cet essai, en sera le développement.

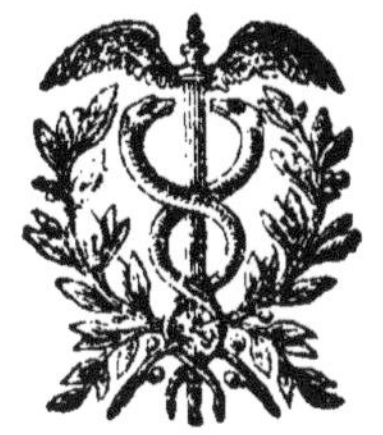

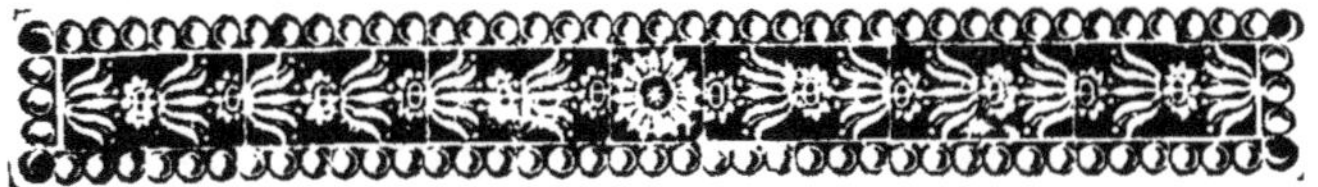

CONSIDÉRATIONS CRITIQUES SUR LA CLASSIFICATION *DES MÉDICAMENS.*

SI l'on ne distingue soigneusement les effets qui résultent de l'application des substances médicamenteuses au corps humain, en primitifs et en secondaires ; les premiers tenant à l'essence, à la nature, à l'énergie du remède, et les seconds étant purement conditionnels, on ne peut que se perdre dans un dédale de divisions imaginaires, qui ne sont bonnes qu'à fatiguer la mémoire et à brouiller toutes les idées.

On a multiplié à l'infini la propriété des remèdes, et la matière médicale n'est plus qu'un tableau de pure imagination ; mais d'une imagination sans règle, qui distribue les choses au hasard, ou à contre-sens, et qui finit par confondre celles qui avaient d'abord été séparées. Combien de remèdes ont paru tour à tour en qualité d'anti-spasmodiques, de sudorifiques, d'anti-putrides, de fébrifuges, etc.; comme on peut s'en convaincre dans nos matières médicales ! on y voit souvent les substances de même nature figurer dans des classes opposées, et des substances d'une nature opposée rangées dans la même classe. Or, d'où vient cette erreur notable ? Je le répète : c'est de l'habitude que presque tous les médecins se sont faite, et se font encore, de confondre les effets secondaires avec les effets primitifs, c'est-à-dire, la conséquence avec son principe.

DES SUDORIFIQUES.

Cette dénomination annonce que les médicamens rangés dans cette classe possèdent exclusivement la vertu de provoquer les sueurs. Mais outre qu'un grand nombre d'autres substances, rangées parmi les expectorans, les toniques, les emménagogues, les anti-spasmodiques, sont également sudorifiques, selon les circonstances, et souvent mieux que les premiers; il y a encore trois graves considérations à faire : 1.° Les sudorifiques n'opèrent leur effet que dans certaines circonstances; 2.° Ils arrêtent quelquefois les sueurs; la canelle, par exemple, l'opium, le bon vin sont administrés avec succès contre les sueurs colliquatives; 3.° Les prétendus sudorifiques ont besoin d'être secondés par des moyens qui peuvent tout seuls exciter la sueur, comme on le voit dans un très-grand nombre de cas; ensorte qu'on serait très-embarassé de décider à qui appartient la gloire de l'augmentation d'exrétion cutanée. Venel a reconnu que les sudorifiques l'opèrent rarement, si leur action n'est aidée du concours des couvertures, etc. Magbride dit que la vertu de ces remèdes est tout-à-fait équivoque, et que des médicamens qui leurs sont opposés, peuvent être selon les cas d'excellens sudorifiques. Carrère a remarqué, dans le même sens, que dans les maladies aiguës, accompagnées d'irritation, les sudorifiques actifs aggravent cet état en augmentant la sécheresse du corps, et que les délayans et les rafraîchissans sont alors les seuls sudorifiques. On voit tous les jours des maladies vénériennes et rhumatismales guérir sans que la sueur survienne, quoiqu'assurément on n'y ménage pas les sudorifiques : observation qui n'a pas échappé à Desbois de Rochefort. D'un autre côté, l'on voit des médicamens, qu'on est loin de regarder comme sudorifiques, amener souvent la sueur, tandis que les sudorifiques les plus vantés opèrent rarement cet effet, quand on les administre sous forme sèche. C'est donc à l'eau chaude qu'est dû communément l'effet sudorifique, puisque toutes ces décoctions et ces infusions si préconisées n'ont de vertu sudorifique qu'à l'aide de ce véhicule, et que l'eau chaude toute seule provoque la sueur. Qui ne voit, en outre, que les couvertures dont on charge le malade, et toutes les précautions et cérémonies qui accompagnent l'usage de ces remèdes, sont toutes seules capables de faire suer ? C'est un fait dont les ouvrages de Sydenham fournissent plusieurs exemples. L'effet sudorifique n'est donc pas dû à une propriété spécifique de tel ou tel remède qu'il a plu aux médecins d'appeller ainsi ; puisque cet effet n'est pas constant, qu'il est toujours relatif à l'état du corps, et qu'il dépend toujours de certaines circonstances qui sont le *conditio sine quâ non* des effets sudorifiques. Cela est si vrai, que les remèdes les plus disparates et les plus opposés, les rubéfians, les relâchans, les stimulans, les rafraîchissans, l'eau chaude, l'eau froide, etc., produisent dans leurs cas d'abondantes sueurs ; ensorte que la classe des sudorifiques pourrait embrasser tout ce qui est du domaine de la matière médicale. Qu'on administre ceux qui sont le plus en usage, ou dans un rhumatisme sténique, ou dans la petite vérole inflammatoire, ainsi que cela s'est pratiqué il y a cent ans ; on verra les symptômes s'aggraver, et la transpiration se supprimer plus ou moins promptement. Au contraire, les saignées, les évacuans des premières voies, l'air frais, les boissons rafraîchissantes, comme le prouve une expérience constante, seront dans ces cas les meilleurs sudorifiques qu'on puisse employer. Sydenham avoit remarqué dans les années 1665 et 1666, que les forts sudorifiques administrés dans la fièvre pestilentielle, pour suivre, à ce qu'on disait, l'indication naturelle, n'amenaient au lieu de sueurs que des taches sur la peau (1). De Haën a vu la même chose en Allemagne, ce qui lui a fait blâmer la pratique de Pringle. Sydenham, qui avait le bon esprit d'abandonner souvent toutes les théories pour suivre son génie, n'employa-t-il pas le vin de Malaga, pour remédier aux sueurs abondantes des malades attaqués de la fièvre continente épidémique des années 1673, 74, 75? Cependant le vin est un des meilleurs sudorifiques. Franck a vu aussi l'opium, le musc, le camphre arrêter ou diminuer les sueurs asténiques. Au rapport de Celse, un médecin nommé Cassius, ayant été appelé au secours d'un homme qu'un excès de vin avait jeté dans un état dangéreux, lui fit boire beaucoup d'eau froide; le malade sua considérablement, s'endormit, et fut guéri. Alexander rapporte que des boissons froides ont produit des sueurs copieuses dans des cas où l'on avait prodigué inutilement les échauffans : cet auteur a fait des observations très-précieuses sur les effets sudorifiques de l'eau chaude et de l'eau froide. Il a vu la chaleur supprimer la transpiration que le froid rétablissait promptement. Ce sont donc tous les moyens quelconques capables de détruire l'éréthisme et la sé-

---

(1) Huxham a observé que les remèdes volatils alexipharmaques (qui sont regardés comme d'excellens sudorifiques) arrêtent souvent la sueur au lieu de la provoquer. Traité des fièv. *Huxham.*

Les boissons acidulées avec le vinaigre, qu'on regarde comme astringentes, sont un sudorifique aussi puissant qu'efficace, dit *Leclerc.* Hist. nat. de l'hom. malad

cheresse de la peau, qui deviendront au besoin de puissans sudorifiques ; comme aussi ces mêmes moyens pourront arrêter la transpiration cutanée, au lieu de l'augmenter, s'ils fortifient la cause de la sécheresse au lieu de la détruire. Dans la plupart des cas, les médicamens qui produisent les sueurs, opèrent cet effet peu de temps après qu'ils sont introduits dans l'estomac, et quelquefois même dès le moment qu'ils sont parvenus à ce viscère. Or, ce fait porte un coup mortel à la classe sudorique, puisqu'il démontre clairement que la transpiration n'a lieu dans ces cas que secondairement, et que par conséquent les sudorifiques qu'on y emploie avec succès ne sont pas tels par une propriété particulière et spécifique ; mais par une propriété générale qui attaque la cause de la suppression ou de la retention des sueurs. Ces mêmes sudorifiques deviennent aussi tour à tour anti-spasmodiques, expectorans, cordiaux, etc., selon l'état de l'excitement général du système. Si c'est un excitement trop énergique qui arrête la transpiration, les débilitans la rétabliront ; si le défaut de cette secrétion vient d'un excitement trop faible, les cordiaux seuls pourront être utiles.

Nos modernes se sont fortement élevés contre l'usage des sudorifiques dans les maladies bilieuses gartriques ; on a cru qu'ils y devenoient pernicieux en entraînant les prétendues impuretés saburrales dans les secondes voies ; cette opinion ne me paraît pas fondée. Les sudorifiques qui appartiennent presque

que tous à la classe plus étendue des stimulans, ne produisent de mauvais effets qu'en augmentant l'excitement ou l'irritation morbifique déjà préexistante. Dans les maladies prétendues gastriques, qui sont occasionnées par la débilité du système, les remèdes excitans produisent tous les jours les meilleurs effets. Je pourrais citer à l'appui de ce fait, Sydenham, Stoll, Torti, Collins, et bien d'autres médecins qui l'ont constaté par leurs expériences. Les anciens ont employé fréquemment des remèdes stimulans dans les maladies avec signe de saburre. Hippocrate, dans plusieurs endroits de ses ouvrages, et entr'autres dans celui de la diète salubre, recommande le vin pur et l'exercice, pour réchauffer les entrailles des malades attaqués de dyspepsie. Galien ordonne aussi les stimulans dans les maladies gastriques; dans la dyspepsie asthénique, il employait familièrement un remède échauffant composé de trois espèces de poivre. Je m'abstiens de multiplier les citations sur ce point; je me contenterai de renvoyer le lecteur aux ouvrages de Weikart, de Franck, de Roschlaüb et de Brera, où il est éclairci de la manière la plus satisfaisante. Quant aux maladies bilieuses essentielles, on a lieu de croire qu'elles consistent dans un mode d'affection sthénique. C'est ce que prouvent leur histoire, le tempérament des bilieux, les observations de Galien, de Grimaud, de M.r Dumas, et de beaucoup d'autres grands médecins. On ne trouve guère le tempérament bilieux que chez les sujets robustes; et d'ordinaire la disposition bilieuse remplace la disposition phlogistique : souvent même ces deux états co-existent dans le même individu. Disons donc pour résumer nos réflexions sur cette matière, que tout ce qui peut combattre la cause de toute suppression de sueur, est par cela seul un vrai sudorifique.

DES DIURETIQUES.

Les substances auxquelles on attribue la propriété d'exciter le cours des urines sont en grand nombre; mais y en a-t-il qui aient si constamment une action spécifique sur les voies urinaires, qu'elles puissent être exclusivement appelées diurétiques ? La scille même, qui paraît avoir une action particulière sur les reins, manque quelquefois son effet; le colchique et le nitre, qui semblent aussi la posséder, au lieu de provoquer la secrétion et l'excrétion de l'urine, produisent assez souvent un effet opposé; les cantharides, qui, dans l'atonie de la vessie, sollicitent si efficacement l'expulsion des urines, deviennent un puissant anti-diurétique dans les cas d'hypertonie. Dans les hydropisies asthéniques, par exemple, l'eau qui est un des meilleurs diurétiques n'augmente pas le cours des urines, au contraire elle les diminue, et donne de nouvelles forces à la maladie, en ajoutant un fluide à un autre déjà accumulé morbifiquement; et c'est sans doute une pareille observation, qui fit naître l'idée de guérir l'hydropisie en privant le malade de cette boisson.

Il n'y a donc point de diurétiques absolus (vid. Stoll); et, comme l'a reconnu Desbois de Rochefort, à qui la médecine est si redevable, la propriété diurétique des remèdes est relative à l'état actuel du corps, et à la nature des causes de la maladie. Il a admis trois sortes de diurétiques : savoir, les légers, les moyens, et les forts. Les premiers conviennent seulement dans la diathèse phlogistique, et les derniers, lorsque la machine en général, et les voies urinaires en particulier, manquent de l'énergie qui leur est nécessaire pour exécuter convenablement leurs fonctions : les uns ne peuvent point remplacer les autres, et un même remède ne saurait être diurétique dans les deux diathèses. Il faut des circonstances déterminées, pour qu'on puisse attendre un effet diurétique d'un médicament quelconque.

C'est à l'aide de ces principes constans et solides, qu'on peut se rendre raison pourquoi des hydropisies, où les diurétiques les plus en réputation étaient prodigués inutilement, ont cédé promptement aux saignées et aux rafraîchissans. Borsieri et Calvi, cités par Franck, Médicus, Stoll, Fabrice de Hilden, Bonnet et autres, en rapportent des exemples. L'hydropisie qui régna épidémiquement à Florence en 1717, était rarement guérie par les prétendus diurétiques, tandis que les saignées avaient les plus grands succès. Venel dit aussi que la saignée, les évacuans des premières voies, les anti-spasmodiques, etc., rétablissent quelquefois les cours des urines; aussi ce médecin pense-t-il que beaucoup de ces remèdes n'agissent que par une propriété générale. Ajoutons, pour confirmer le sentiment de Venel, que des remèdes en qui l'on ne soupçonnerait seulement pas la vertu diurétique, la possèdent quelquefois éminemment, comme le prouvent sans équivoque les effets de leur application. Le quinquina, au rapport de Zimmerman, qui cite à l'appui de cette observation, Torti, Brunner, Verlhof et Wepfer, a guéri dans plusieurs cas les enflures hydropiques. L'ail et la moutarde sont aussi quelquefois diurétiques, *Pringle*. Ce n'est donc pas les urines en elles-mêmes, ni l'eau infiltrée dans le tissu cellulaire d'un hydropique, qu'il faut prendre en considération, lorsqu'on veut provoquer cette excrétion. On voit clairement par tout ce qui précède, que le médecin ne doit se proposer que d'attaquer la cause de l'état morbifique. Or, les causes pouvant être de nature différente, les remèdes propres à les combattre doivent aussi varier selon la diathèse. Bien plus, les remèdes qu'on croit propres à augmenter la secrétion des urines par l'action particulière qu'ils exercent sur les reins, n'opèrent cet effet qu'en stimulant les vaisseaux absorbans, et c'est assurément de cette manière qu'ils guérissent les hydropisies asthéniques, soit générales, soit des grandes capacités. Car, comment peuvent-ils provoquer l'expulsion de la limphe accumulée, si ce n'est en réveillant l'action des vaisseaux absorbans? Je ne connais aucun diurétique qui augmente le cours des urines en agissant sur les reins exclusivement. Lorsqu'on est en santé, les asperges, le vin blanc, etc. excitent promptement d'abondantes urines, ce qu'on ne peut aucunement attribuer à la secrétion rénale. J'ai observé que les boissons spiritueuses produisent le même effet ; ainsi, les prétendus diurétiques stimulent tout le système, et quelques-uns les vaisseaux absorbans particulièrement.

DES EMMÉNAGOGUES.

La classe des emménagogues est aussi factice que les précédentes, quoiqu'elle remonte à la plus haute antiquité ; ce qui prouve qu'on doit se garder de porter le respect envers les anciens, jusqu'à suivre en tout leur doctrine, sans se permettre à leur égard ni examen ni analyse. Jadis la plupart des médicamens stimulans ou échauffans, comme on les appelle, étaient regardés comme emménagogues, et ils sont encore aujourd'hui employés comme tels pour exciter ou rétablir les menstrues. Quelques médecins ont néanmoins élevé des doutes sur les propriétés attribuées à leur classe. Cullen, entr'autres, n'ajoute pas foi à la vertu emménagogue dont l'opinion commune les juge en possession ; mais ce qu'il est étonnant qui n'ait pas frappé l'esprit de tout le monde, c'est que les emménagogues étant corroborans, font supposer que la suppression ou la diminution des menstrues provient toujours d'atonie, tandis que ce dérangement peut encore, quoique plus rarement sans doute, être occasionné par un état sthénique ; d'ailleurs cette dénomination entraîne dans l'erreur de croire que les médicamens auxquels on l'applique ont exclusivement, et d'une manière spécifique, la propriété d'exciter les règles; tandis qu'il est constant qu'il y a infiniment peu de remèdes qui aient quelque spécificité d'action sur la matrice, et qu'il y a un grand nombre d'autres substances, outre celles qui composent la classe des emménagogues, qui en produisent les effets. Les remèdes auxquels on attribue au plus haut degré la propriété emménagogue, ne peuvent rien dans le cas de sthénie, et aggravent même la diathèse, tandis qu'on obtient un succès complet des saignées et des autres débilitans. Il est rare, je le confesse encore, que les anti-phlogistiques soient emménagogues; mais enfin les ouvrages de l'art, ainsi que la pratique, nous en fournissent assez d'exemples, pour prouver que la classe qu'on en a faite doit nécessairement induire en erreur.

Tous les excitans généralement produisent les mêmes effets que ceux de cette classe qu'on s'est plu à nommer exclusivement emménagogues; ainsi les anti-spasmodiques, les sudorifiques, les narcotiques et tous les autres toniques, rétablissent aussi bien le flux menstruel, que les remèdes dits emménagogues qui sont le plus en réputation. Les huiles essentielles, les liqueurs spiritueuses, les alimens épicés, les passions de l'ame, qui raniment le corps, et le jeu des fonctions vitales, augmentent quelquefois les règles, et les provoquent avant l'époque ordinaire. Mais ces mêmes excitans les suppriment aussi dans d'autres cas, s'ils agissent dans un très-haut degré, ou bien à contre-temps. Il n'y a donc point d'emménagogue proprement dit. Aucune substance n'a absolument et constamment la vertu d'amener ou d'augmenter le flux menstruel, et l'on n'obtient ce résultat de l'usage d'un remède quelconque, dans quelque classe qu'il ait été rangé, qu'en raison de ses propriétés générales ; il doit donc y avoir autant de classes d'emménagogues, qu'il y a d'affections primitives qui peuvent déranger les règles. Or, elles se reduisent à deux, comme il a été déjà dit : savoir, la diathèse sthénique, et la diathèse asthénique. Les remèdes qui combattent l'une, augmentent l'état morbifique dans l'autre. Un corps n'est médicament, dit le célébre Sauvages, qu'autant qu'il est appliqué à propos, et qu'il y a opposition entre l'état actuel de nos parties, et celui qu'elles doivent acquérir par l'usage ou l'application d'un remède. Les saignées et les autres débilitans peuvent donc être indiqués contre la suppression menstruelle ; mais il est impossible que lorsque ces remèdes rétabliront les fonctions relatives aux règles, et ameneront la santé ; il est impossible, dis-je, que ces cas n'appartiennent point à la diathèse sthénique. Appliquons ces principes, qui sont de la plus saine physique, à la pratique ordinaire. On donne tous les jours le fer, par exemple, soit pour provoquer, soit pour diminuer l'abondance du flux menstruel, d'où l'on a conclu que ce remède avoit la vertu de resserrer et celle de relâcher. Or, une même substance ne saurait avoir des propriétés intrinséquement opposées: elle agit toujours avec l'énergie qui lui est propre ; que si elle opère des effets contraires en apparence, cela vient de ce qu'elle est administrée, si l'on peut l'exprimer ainsi, à contre-sens, ou à trop haute dose, relativement à l'état du corps. N'est-ce pas un mystère impénétrable, qu'une même substance puisse opérer par sa nature le pour et le contre, sans égard au sujet sur lequel elle est appliquée ? Est-il possible, par exemple, que le quinquina soit par lui-même astringent et apéritif? Comment concilier ces deux natures astringente et relâchante ? Qu'il est plus satisfaisant pour l'esprit, de dire que c'est toujours un puissant excitant, et que si le corps retient des matières quelconques par l'effet de l'affaiblissement général du système, le quinquina pourra en ce cas devenir apéritif, en donnant à toute la machine vivante l'énergie dont elle a besoin pour se délivrer de ces embarras; voilà comment il convient d'expliquer les effets du quinquina, et comment on doit raisonner de l'effet de toutes les substances médicamenteuses. Disons donc que le fer et le quinquina étant d'excellens toniques, seront pour cette seule raison apéritifs, désobstruans, emménagogues, anti-spasmodiques, toutes les fois que la cause morbifique sera la faiblesse. Nous ne serons pas surpris que les préparations martiales diminuent quelquefois les règles, aussi bien qu'elles les augmentent dans la plupart des cas, puisque dans chacun de ces deux états, elles attaquent la cause du dérangement menstruel, qui est l'inertie du corps.

C'est en négligeant ces distinctions, aussi nécessaires que naturelles, qu'on a quelquefois ordonné et que l'on ordonne tous les jours une saignée ou un purgatif, au lieu de l'emménagogue, seul réclamé par la diathèse morbifique, et *vice versâ.* Les médecins, par une bigarrure inexplicable, et digne de la routine qui les guide, prescrivent souvent en même-temps des remèdes de vertu diamétralement opposée, comme les saignées, le safran, le fer, l'assafœtida, la rhuè, le petit lait, etc.; ils défendent les alimens de haut goût, etc., ne s'appercevant point qu'un tel traitement est sans harmonie, et que le moindre inconvénient qu'il traîne après lui, c'est de ralentir les progrès des remèdes convenables qui en font partie. En considérant une telle médecine, on a lieu de s'écrier avec l'illustre Desbois de Rochefort : » Ah ! « nature, nature, quelle doit être ta puissance, » s'il te faut toute seule résister aux maux qui t'assaillent de toutes parts, et aux atteintes de l'ignorance qui leur prête encore des armes ! Qu'il s'en » faut bien que les mains empressées qui te sont » tendues de tout côté te soient toujours secourables ! »

Concluons donc de tout ce que nous avons exposé dans cet article, que la dénomination d'emménagogues loin de fixer l'esprit, lui tend un piége. En effet, elle suppose une vertu emménagogue positive et spécifique aux médicamens de cette classe, tandis qu'ils n'ont que des propriétés générales, toutes renfermées dans une seule, leur énergie : elle exclut des substances qui ne sont pas moins emménagogues que celles qu'on décore de ce nom; enfin, on voit clairement que les mêmes substances peuvent être, selon la diversité des cas, emménagogues ou anti-emménagogues.

Des Expectorans.

Ici les sudorifiques, les diurétiques, les anti-scorbutiques, les anti-spasmodiques prennent le titre d'expectorans. Admirable spécificité, qui prend ainsi toutes les formes, et joue toutes sortes de rôles ! Les résines, les gommes, les cocléaria, la guimauve, le petit-lait, le vin chaud, ect. sont des expectorans. Eh ! quelle substance ne l'est pas ? Les rafraîchissans et les échauffans, c'est-à-dire, tout ce qui est du domaine de la matière médicale, qui se réduit en dernière analyse à ces deux branches, se dispute l'honneur de la supériorité dans la classe expectorante ; mais un examen réfléchi nous prouve que les expectorans n'ont point les vertus particulières et spécifiques dont leur dénomination les suppose doués. Plusieurs grands médecins ont élevé des doutes sur cette prétendue spécificité expectorante. Cullen est un des premiers qui ait reconnu qu'elle n'étoit point dans la nature ; et que de faits viennent à l'appui de son observation ! L'eau froide, les purgatifs, l'émétique, la saignée, les vésicatoires ont été également d'excellens expectorans, chacun dans leurs circonstances. Stoll, Grant, Selle, Gilmetti, Weikart, en rapportent une infinité d'exemples. Hippocrate recommande aussi de semblables moyens. Il conseille les saignées et les fomentations dans la pleurésie sèche. Il faut convenir, sans doute, que quoiqu'il n'existe pas d'expectorant proprement dit, il y a toutefois trois ou quatre substances qui ont une action particulière sur le poumon ; spécificité, au reste, qui loin de les indiquer dans tous les cas où ce viscère est intéressé, nous avertit au contraire de ne les employer que dans la diathèse asthénique. Le vin chaud uni à la canelle et au sucre a souvent guéri des rhumes et des toux opiniâtres, en facilitant l'excrétion de la pituite pulmonaire. Ce moyen est très-connu chez le peuple. Mais, encore une fois, il ne s'ensuit nullement de ce succès, que le vin soit un expectorant, comme on l'entend dans nos matières médicales. S'il en était ainsi, il faudrait donner ce nom, comme je l'ai déjà dit, à tout ce qui peut être employé comme remède : une infinité de substances, très-différentes les unes des autres, ayant, aussi bien que les expectorans vantés, adouci la poitrine, et provoqué la secrétion et l'excrétion des crachats. A vouloir suivre la dénomination reçue, du moins faudrait-il n'admettre que des spécifiques d'organes, et la classe expectorante, resserrée dans de justes bornes, présenterait alors quelque vérité, quoique d'ailleurs il fût toujours indispensable d'observer, que même ces spécifiques d'organes n'agissent convenablement, que dans certaines circonstances déterminées, dépendantes de la diathèse, hors desquelles ils ne peuvent que nuire. Qu'on donne, par exemple, le kermés ou la scille dans une toux ou une péripneumonie inflammatoire, et l'on verra le mal empirer, et l'expectoration diminuer, loin de devenir plus aisée et plus abondante (1). Desbois de Rochefort remarque, à ce sujet, que ces remèdes ne sont utiles que dans les cas d'atonie. Observons, en passant, que c'est de tous les médecins qui se sont occupés de la matière médicale, celui qui a traité son sujet le plus philosophiquement. Quant au bouillon de poumon de veau, dont on fait le plus grand usage, et qu'on recommande si expressément dans les maladies de poitrine, la vertu qu'on lui attribue dans ce cas, est comparable à celle qu'on suppose au petit-lait dans les maladies chroniques. Ni l'un ni l'autre de ces médicamens n'a jamais subi l'épreuve de l'analyse. Ce sont, à mon avis, d'ingénieuses amulettes, auxquelles les médecins et les malades ont recours avec une con-

---

(1) *Vid.* Huxham, traité des fièvres. Franck, doctrine med. simplifiée par Weickart. *Vid.* les observ. communiq. à la société de med. de Paris, sur les maladies qui ont régné an l'an 9. *Vid.* Stoll, Rat, med.

Au moment où j'écris, j'apprends un fait qui mérite de trouver place dans cet ouvrage. Un homme de la campagne, âgé d'environ 40 ans, et d'un tempérament robuste, étoit attaqué d'un catarre pulmonaire. Son médecin lui prescrivit le kermès, comme expectorant; bientôt le malade tomba dans une agitation qui approchait du délire; sa toux devint plus sèche, et son état très-alarmant.

fiance également aveugle, et qui sont la dernière ressource des uns et des autres. Leur réputation semble avoir prescrit dans l'esprit de tout le monde, et en a fait des objets de vénération, qu'on craindrait, ce semble, d'approfondir. Ainsi il en est des vertus de ces deux remèdes spécialement, comme il en est des mystères : on les croit, sans les comprendre et sans les examiner.

Sédatifs, Calmans, Anti-spasmodiques.

D'après ces trois dénominations, qui sont synonymes en médecine, on est induit à croire que les substances auxquelles on les applique, sont d'une vertu opposée à celle des substances stimulantes. Mais qu'il en est bien autrement ! Les remèdes, dits calmans, ect. sont des plus énergiques dont la médecine fasse usage ; et cette inconséquence, ou plutôt cette contradiction manifeste, sera toujours un témoignage irrécusable de l'empire que le préjugé exerce en médecine. En effet, de ce qu'une substance médicamenteuse devient calmante, et assoupit dans certains cas, et avec certaines conditions, c'est-à-dire, dans une exacte corrélation entre l'état du corps et le plus ou moins d'énergie de cette substance, s'ensuit-il qu'elle soit sédative ? N'est-il pas étonnant qu'on en soit encore réduit en médecine à raisonner d'une manière si étrange ? Mais si tout ce qui provoque le sommeil est sédatif, il faut dire que l'homme ne se nourrit pas d'autre chose, et que tout ce qui fait impression sur lui doit être appelé sédatif, puisque tout cela, dans des circonstances déterminées, amène le sommeil. Quand on a fait un repas copieux, quand on a beaucoup fatigué, quand l'ame est dans l'accablement, pour quelque cause que ce soit, ou physique ou morale, le sommeil s'empare bientôt de nos sens; le froid, le chaud, la douleur même répandent des pavots sur tout ce qui respire; l'état de l'atmosphère a aussi quelquefois la même influence : il faudra donc dire que la nourriture copieuse, la fatigue, le froid, le chaud, la douleur même sont sédatifs; qui peut soutenir un pareil langage! Ajoutons à cela une observation qui sera développée ailleurs : c'est que le froid, d'après les idées reçues, présente le pour et le contre sous le même rapport; car puisqu'il provoque le sommeil, et un sommeil, hélas! si souvent funeste, il est donc sédatif: et d'un autre côté, on veut qu'il soit tonique; n'y a-t-il pas là une contradiction manifeste? Nous verrons, au reste, en son lieu, ce qu'il faut penser de la prétendue tonicité du froid, ainsi que de la propriété relâchante, attribuée à la chaleur.

Les amers, comme l'a obvervé Wepfer, provoquent le sommeil, lorsqu'ils sont administrés à une certaine dose. Le quinquina produit aussi cet effet, comme l'a remarqué Razori. Il en est de même de l'arsenic et du sublimé corrosif. Dira-t-on que ce sont là autant de sédatifs? Le bain très-chaud, au rapport de Marcard, est un puissant soporifique; Marteau, Olivier, Fréderic, Hoffmann, ont fait la même observation ; ce sera donc encore un sédatif à ajouter. Il seroit temps enfin d'ouvrir les yeux en médecine, et d'en bannir un langage, qui, selon la remarque trop bien fondée du célébre Bichat, est pour l'ordinaire *aussi absurde qu'insignifiant.* Comment pouvoir ranger parmi les sédatifs, les stimulans les plus énergiques qui soient connus, l'opium, l'alkali volatil, l'alkool, l'éther, le musc, le vin, le quinquina, ect. ect. ? Si les choses ne changent de face, il ne faut pas désespérer de voir la potasse pure figurer aussi parmi les calmans. Quoi, dira-t-on, n'y a-t-il donc point des sédatifs, des anti-spasmodiques, des anodins ? Il y en a, sans doute, dans des circonstances prises de la dose et de l'état du corps, mais non par leur nature anti-spasmodique et anodine Un verre de bon vin stimulera, rendra gai, animera au travail ; quatre verres abattront les forces, et porteront au sommeil. Qui pourra dire, à raison de ce dernier phénomène, que le vin est sédatif ? Et bien le même exemple s'étend à toutes les substances énergiques dont on a composé la classe des sédatifs. C'est la dose et l'énergie de la substance, combinées avec l'état du corps, qui produisent ces divers effets. Si la dose est proportionnée à ce qu'en peut supporter l'état de la machine, il en résulte un accroissement de forces ; si la dose excède ce degré, les forces du corps succombent : de là le penchant au repos et au sommeil. Voilà le seul vrai sens dans lequel on puisse prendre les soporifiques, sous peine d'être désavoué par la nature; mais tel est l'empire du préjugé et de la coutume, que malgré les nombreuses observations, qui constatent la propriété stimulante des remèdes dont il est question, on s'est toujours obstiné à les appeler sédatifs : en vain les a-t-on vu mille fois aggraver ou amener les maladies inflammatoires, et produire les plus heuheux effets dans celles d'inertie et de faiblesse ; l'opinion sur leur vertu n'a pas plus changé que leur dénomination ; ce qui nous montre combien il en coûte à l'esprit humain de revenir d'une manière de voir, consacrée par l'usage. Cet empire du préjugé, est sans contredit, l'une des maladies les plus difficiles à traiter, et contre laquelle les meilleurs remèdes n'ont souvent ni force ni vertu. Quelques médecins, d'un mérite distingué, ont soupçonné qu'il existait des substances calmantes, en ce sens qu'elles étoient propres à engourdir la sensibilité et l'irritabilité tout ensemble ; mais un examen approfondi de cette ingénieuse opinion, m'a convaincu que l'effet de ces substances ne découle pas d'une propriété particulière. Elles sont, comme tous les autres prétendus sédatifs, douées d'une propriété générale, qui consiste uniquement dans le degrè plus ou moins considérable d'énergie dont elles jouissent. Les liqueurs spiritueuses sont toniques, cordiales, ou stimulantes, de la manière la plus évidente ; cependant à certaine dose elles deviennent somnifères, d'où l'on a conclu très-faussement que ces liqueurs étoient sédatives et stimulantes tout ensemble ; comme si la même cause pouvoit produire par sa nature deux effets diamétralement opposés. Lors donc que ces liqueurs, ou tout autre stimulant, opèrent en calmant, c'est c'est uniquement en détruisant la cause de l'irritation, ou bien parce qu'on les emploie à trop haute dose, ce qui abat les forces, en épuisant trop l'excitabilité; ainsi elles agissent dans tous les cas de la même manière, c'est-à-dire, en stimulant. Les effets qu'elles produisent, quelque différens qu'ils paraissent, découlent de la même source, et sont purement secondaires. C'est ainsi que les prétendus sédatifs ont été employés avec le plus grand succès comme emménagogues, expectorans, sudorifiques, anti-putrides, anti-dissentériques, etc. Tous ces effets, en apparence dissemblables, tiennent à une seule cause, l'action du stimulus sur le système. Que penser après cela de la vertu prétendue calmante de l'opium ? Quoi, cette substance que Sydenham regardait avec raison comme le plus puissant cordial qu'il y eût dans la nature, et qui fut si souvent une ancre de salut pour ses malades, qui reveille la gaieté, excite l'ardeur guerrière, dispose au travail et à la fatigue; qui développe le pouls, produit la rougeur de la face et de la peau; qui, chez des nations entières tient lieu de vin, et en produit tous les effets; qui est si pernicieux dans les maladies sténiques, et si utile dans les asténiques, qui enfin produit à une certaine dose les spasmes, les convulsions, les douleurs les plus vives, et remplace avantageusement les stimulans les plus énergiques; ce puissant aphrodisiaque, dis-je, comment l'a-t-on pu appeler calmant selon le sens ordinaire, et peut-il l'être d'une autre manière que de celle que nous venons d'exposer ? Quelques médecins, qui jouissent d'ailleurs d'une juste célébrité , ont imaginé de dire que les deux principes qui le composent, le rendent stimulant et calmant tout ensemble. Leur avis est donc que le principe gommeux est seul calmant, et que le principe résineux est le seul dépositaire de la propriété stimulante. Mais il est aisé de voir, en analysant cette ingénieuse distinction, qu'elle ne venge pas plus que tout ce qui a été dit jusqu'ici , la prétendue vertu sédative de l'opium. Il est vrai , la gomme d'opium est moins excitante que la résine, aussi est-elle ordonnée à plus haute dose ; mais si on en pousse la dose jusqu'à un certain point , n'en retire-t-on pas , de l'aveu même des auteurs de l'objection , des effets absolument semblables à ceux que produit l'opium entier ? Que devient donc alors sa spécificité sédative? Or, si la gomme d'opium était spécifiquement calmante ; si elle n'avait d'autre principe que celui qu'on lui attribue , il serait impossible qu'elle produisit des effets stimulans. J'ai fait sur moi - même l'essai de ce prétendu sédatif (la gomme d'opium); et quatre grains de cet anodin , au lieu de me calmer, ont élevé mon pouls , et m'ont étrangement agité. Une remarque, tirée de l'aveu même de tous les médecins, achèvera de détruire cette objection. Le laudanum liquide , que l'on fait avec du vin d'Espagne plus ou moins mêlé avec de l'alkool, selon l'usage des différents pays , est chargé principalement du principe résineux. Cependant la teinture résineuse en est donnée tous les jours comme calmante : c'est celle de toutes les préparations d'opium, dont l'usage a été et est encore le plus étendu, sous le rapport sédatif; et n'est-ce pas pour cette raison qu'on a appelé teinture anodine, gouttes anodines, le laudanum liquide? Et qu'on ne dise pas que c'est à la gomme dissoute par les parties aqueuses du vin, qu'on doit attribuer l'effet sédatif, puisque le vin n'en peut dissoudre qu'une très-petite quantité, au lieu que la résine est efficacement dissoute, non-seulement par le vin, mais encore par l'alkool, que les pharmaciens y ajoutent à cette fin. L'opium en substance, administré à la dose d'un grain, produit souvent des effets calmans; ce qui ne peut être attribué au principe gommeux, puisqu'il est bien moins abondant que la résine, et que d'ailleurs la gomme doit être employée à une assez haute dose, pour produire l'effet qu'on lui attribue. Bien plus, l'opium, dont on fait le ministre fidèle de Morphée, trompe souvent les vues de ce dieu, et chasse le sommeil au lieu de l'appeler. C'est une vérité qui a été observée par plusieurs médecins, et dont j'ai fait aussi plusieurs fois l'expérience. Rivière et Sydenham ont prescrit avec succès l'opium dans les affections comateuses; ce qui prouve clairement que ce remède ne possède point la vertu spécifique dont on le croit doué, et que son effet calmant est relatif à la nature des causes morbifiques qu'on a à combattre. Lapeyronie fit cesser des convulsions très-cruelles au prince de Dombes, par l'application de l'huile bouillante sur un tendon piqué. Paré guérit Charles IX, dans un cas semblable, avec de l'huile de térébenthine. Ingenhouze, médecin de Vienne, fit pareillement disparaître les convulsions dont un enfant était atteint, en l'exposant seulement à l'air frais. Un chirurgien, dont parle Zimmerman, eût le même succès sur des convulsions du caractère le plus terrible, par le moyen de la saignée. Gastelier guérit un hoquet des plus opiniâtres par l'usage du tartre stibié. Tous ces moyens sont-ils donc sédatifs par leur nature ? non sans doute ; ils n'ont aucune spécificité calmante. Ils ont été sédatifs dans ces divers cas, non *per se*, mais par leur relation avec l'état du corps, par la proportion de leur dose et l'*à propos* de leur application. Concluons qu'il n'existe point dans la nature des sédatifs, des calmans, des anti-spasmodiques proprement dits, et qu'une substance médicamenteuse n'en mérite pas plus le nom qu'une autre ; mais que toutes le peuvent devenir dans le cas où elles seront en relation avec l'état du corps, ou qu'on les emploîra à trop haute dose.

Des Fébrifuges ou Anti-fébriles.

Cette classe a, comme celles que j'ai examinées jusqu'ici, le défaut de ne pas comprendre un grand nombre de substances qui agissent comme les fébrifuges, c'est-à-dire, qui stimulent fortement. Elle a encore celui de ranger sous ses étendars, des médicamens qui ont rarement vaincu les fièvres intermittentes. De plus, elle suppose que la fièvre intermittente est une maladie *sui generis*, ce qui est absolument faux ; car je pourrais, avec autant de fondement, appeler certains remèdes, anti-hydropiques, anti-dissentériques, anti-pleuretiques, ect., et ainsi de suite, des médicamens employés dans chaque maladie : or, si de telles dénominations sont erronées, celle de fébrifuges ne l'est pas moins ; puisque ni les uns ni les autres de ces remèdes n'ont cette spécificité proprement dite, qui seule pourrait justifier leur nom exclusif.

Avant la découverte de l'écorce du Perou, les amers étaient, pour ainsi dire, les seuls remèdes employés contre les fièvres intermittentes. L'aurone, l'absynthe, la germandrée, l'yvette, la gentiane, les teintures aromatiques, etc. ; voilà quels étaient les fébrifuges avant que le quinquina fut connu. Or, celui-ci n'est pas d'une autre classe que ceux-là ; ce sont tous des toniques, des corroborans, dont l'écorce du Perou est le plus convenable dans beaucoup de circonstances. De nos jours même le peuple guérit souvent ces fièvres par le moyen des substances âcres et des liqueurs spiritueuses, autant de fébrifuges à ajouter à la classe de ce nom (1). Eh!

---

(1) Je puis assurer que j'ai souvent employé les spiritueux et les autres excitans avec le plus grand succès. Telle était aussi la pratique de Rivière, dans le traitement des fièvres intermittentes. Sydenham faisait le plus grand cas d'une myxture composée d'eau-de-vie, de thériaque et de safran. Huxham employait familièrement une composition également stimulante.

que de médicamens lui appartiennent, qu'on en a toutefois séparés, sans doute pour ne pas priver de leur apanage les toniques, les emménagogues, les anti-spasmodiques, etc. L'opium était digne d'être mis à côté du quinquina. Brown le regarde même comme le premier fébrifuge. *Opium in febrium intermittentium curâ princeps est remedium*, dit ce célébre médecin. Duchanoy, dans un mémoire sur les narcotiques, établit cette même vérité. Schœrtlich faisait aussi le plus grand cas de l'opium comme fébrifuge. Les observations de Tralles, d'Hoffman, de Viseman, de Beryat, de Franck, et de tant d'autres médecins, sont une confirmation de ce que j'avance sur l'opium. Hippocrate, aussi bien que Staal, a employé aussi les narcotiques contre les fièvres intermittentes. Mais y a-t-il donc en eux une vertu spécifique contre cette maladie ? Nullement : ce n'est pas ainsi que l'opium et le quinquina sont fébrifuges ; ils ne le deviennent l'un et l'autre qu'indirectement, pour ainsi dire, en remédiant à l'état de faiblesse qui produit les fièvres ; en détruisant la cause, ils enlèvent conséquemment l'effet, sans qu'ils aient aucune spécificité contre ce dernier ; car ils auraient pareillement guéri toute autre maladie provenant de l'inertie de la machine. Or, les fièvres intermittentes sont évidemment de la classe des affections asténiques, et les causes qui produisent leurs accès ne sont point particulières à cette maladie : la dyssenterie, la synoque putride, le scorbut, etc. découlent de la même source ; et les mêmes remèdes, c'est-à-dire, les toniques, les guérissent toutes également.

Des Anti-scorbutiques.

La grande disparité qui se trouve entre les remèdes employés contre le scorbut a fort embarrassé Lieutaud, et ce n'est pas sans raison ; car la médecine qu'il suivait, et que l'on suit encore, ne saurait résoudre ce problème. Deux sortes de remèdes composent la classe anti-scorbutique ; savoir, plusieurs crucifères et quelques substances classées parmi les toniques, d'une part ; et de l'autre, les boissons acides et les fruits. Ce sont là, si l'on en croit nos matières médicales, les anti-scorbutiques par excellence ; or, parmi les premiers, on trouve des stimulans décidés, comme le raifort, le cochlearia, l'ail, la roquette, le persil, le gingembre, la moutarde, l'écorce de winter, le vin, etc. ; parmi les seconds, on trouve le petit-lait, les oranges, les citrons, l'oseille, le vinaigre affaibli par un mélange d'eau, etc., tous remèdes qui stimulent faiblement. On voit déjà que la classe des anti-scorbutiques présente une inconséquence manifeste, puisqu'elle est composée de remèdes dont l'activité est si différente, que les uns fortifient, et que les autres affaiblissent. Se peut-il que des moyens opposés détruisent un même état du corps ? Au reste, lorsqu'on fait attention aux causes du scorbut, et aux circonstances qui accompagnent cette maladie, où tout annonce faiblesse et dissolution, on a bien de la peine à concevoir comment les rafraîchissans en pourraient être les spécifiques.

Pour que les observations citées en faveur de certains remèdes appelés, anti-scorbutiques, méritassent de faire loi en médecine, elles devraient 1.° être accompagnées de tous ces détails, qui peuvent seuls éclairer et décider le médecin philosophe; 2.° avoir été répétées dans différentes contrées, et dans les mêmes lieux; 3.° avoir enfin subi l'épreuve d'une analyse impartiale et rigoureuse. Mille circonstances peuvent contribuer à la guérison du scorbut, et même l'opérer radicalement, sans le secours de ces prétendus spécifiques, et sans qu'ils influent aucunement sur la cure, si ce n'est peut-être en excitant la confiance du malade. Or, cet examen philosophique des moyens curatifs du scorbut, a-t-il jamais été fait? Le peu d'harmonie qu'on met ordinairement dans le traitement de cette maladie, prouve bien le contraire; car si les débilitans sont indiqués, pourquoi employer aussi les corroborans? *et vice versa*, etc. Il faut nécessairement que si les uns guérissent, les autres aggravent la maladie, ou tout au moins diminuent le bon effet de ceux auxquels on les associe, et ralentissent la guérison. Voilà une réflexion extrêmement simple et naturelle, qui échappe cependant à la presque totalité des praticiens. Personne du moins ne s'y arrête, et la croyance générale est toujours qu'on guérit cette affection avec les acides et les végétaux. Il est vrai, leur réputation est fondée sur une infinité de relations; mais personne ne songe à demander si les malades qu'on dit avoir été guéris par leur moyen, n'usaient réellement que d'acides et de fruits ; s'ils n'avaient pas cessé d'être exposés à l'influence des causes scorbutiques ; si, par exemple, on ne les avait pas fait changer d'air ; si étant dans un vaisseau, on ne les avait pas fait descendre à terre ; si plusieurs circonstances, telles que la joie d'une bonne nouvelle, l'espérance de quelque bien, etc., n'avaient pas concouru à leur rétablissement ; si enfin on n'avait point administré en même temps que les prétendus scorbutiques, la bonne nourriture, le bon vin et d'autres restaurans. Certes, lorsqu'on voit Zimmerman, ce génie observateur, qui joignait la plus grande pénétration au discernement le plus sûr, attribuer au petit-lait le succès d'un traitement où il avait prescrit en même temps le quinquina, la valériane et le fer à haute dose, et plusieurs fois par jour, il est bien permis d'hésiter quand il s'agit de prendre quelqu'observation pour règle. Souvent le simple changement de lieu opère la guérison du scorbut. Cook sentit un grand adoucissement à ses douleurs, et se trouva fortifié, après avoir resté à terre seulement pendant 24 heures. Si d'autres à sa place avaient usé d'acides et de végétaux, ils n'auraient pas manqué d'attribuer leur soulagement à la vertu de ces prétendus anti-scorbutiques. Lorsqu'on voit l'effet rafraîchissant et affaiblissant des boissons acidulées, pourquoi leur supposer un autre manière d'agir dans le scorbut ? C'est rendre méconnaissables les véritables propriétés des médicamens, et ressusciter les vertus occultes des péripathéticiens. Mais, dira-t-on ; quand l'expérience a parlé .... c'est ce qu'il faut bien constater par la relation *minutieuse* , pour ainsi dire, de toutes les circonstances qui ont précédé , accompagné et suivi l'état morbifique et le traitement curatif.

Quand on considère que toutes les causes productrices du scorbut jettent la machine dans un état d'inertie et de faiblesse, ce que personne ne niera sans doute ; que la prostration des forces y est sensible, que les solides sont sans ressort, que les humeurs sans consistance et appauvries perdent leurs facultés excitatrices; peut-on prescrire d'autres remèdes, que ceux qui sont propres à relever les forces et l'énergie vitales, que ceux, en un mot, dont la privation cause et entretient la maladie ?

Il est fâcheux que les ouvrages de nos premiers maîtres ne nous fournissent aucun secours sur cette matière. Il paraît que le scorbut leur était inconnu : du moins est-il vrai qu'ils ne nous ont point laissé de description de cette maladie. Elle se montra pour la première fois du temps des croisades, et il est très-probable que l'extrême disette des vivres qu'éprouva l'armée de St.-Louis, fut une des principales causes de cette épidémie ; il paraît aussi, par la brieve description qu'en a fait Joinville, sans toutefois appeler le scorbut par son nom, que cette maladie était inconnue aux croisés avant cette époque. Il ne fait, au reste, aucune mention des remèdes qu'on employa pour la guérir. Si les toniques, ainsi que l'a dit Frank, furent long-temps en réputation, il est certain également que les oranges et les citrons, ainsi que les végétaux, furent aussi recommandés par les médecins et par des navigateurs; mais la plupart des premiers conseillèrent tous ces moyens à la fois, c'est-à-dire, les toniques et les affaiblissans tout ensemble. On vit les aulx et le raifort marcher de front dans la cure avec les purgatifs et le petit-lait: cependant plusieurs hommes de l'art, ainsi que l'a remarqué Frank, témoignèrent leur aversion pour les acides, les regardant comme dangereux. Etienne Blancard fut de ce nombre; cependant les fruits aigrelets et les acides conservèrent leur crédit, et les observations des médecins et des navigateurs furent citées en preuve de la bonté de ces remèdes. Mais, je le répète, de pareilles observations sont ordinairement dépouillées de ces détails infinis, si nécessaires pour faire foi en médecine. Je ne soupçonne pas, sans doute, la véracité des médecins qui attestent avoir été témoins de guérisons opérées pendant que les malades prenoient, les uns des oranges, les autres des boissons acides; mais je leur demanderai seulement si c'était là les seules substances médicamenteuses dont usaient leurs malades, et si d'autres causes de guérison n'ont pas concouru aux bons effets qu'on attribue à ces sortes de remèdes; car il ne faut pas confondre la guérison opérée par l'effet d'une substance, avec celle qui a lieu seulement pendant l'usage de cette même substance; discernement aussi important, qu'il est difficile dans la vieille médecine, où l'on fait marcher de front les plus grands et les plus petits moyens, presque toujours destructifs les uns des autres, et que la guérison à la suite de cette prescription compliquée, est très-souvent attribuée à celui qui n'a que peu ou point de vertu au prix des autres. Or, afin de faire ce discernement essentiel, il faut examiner jusqu'aux plus petites circonstances de la cure; l'air, la demeure, la nourriture, les passions de l'ame, etc., etc. Voilà l'unique moyen de frapper juste dans le jugement de la maladie, comme dans le choix des remèdes, et d'éviter cette double erreur, si commune dans la pratique, d'employer dans le même traitement le pour et le contre, les fortifians et les débilitans, et de donner tout l'honneur de la guérison à des substances insignifiantes, sans en rien attribuer à celles dont l'énergie bien connue pouvait seule opérer le rétablissement du malade.

Le préjugé, presqu'universellement reçu, que l'usage des viandes engendre le scorbut, et que les végétaux sont les spécifiques contre cette maladie, est aussi pernicieux que chimérique. Au rapport de Linnœus, cité par Zimmerman, 3.e *vol.*, *p.* 328, *tr. exp.*, les Lapons qui ne se nourrissent point de végétaux, sont rarement atteints d'affections scorbutiques. Mais pour offrir des exemples plus rapprochés de nous, il est à remarquer que c'est principalement par la privation des nourritures animales que le bas peuple et les soldats sont plus souvent attaqués de cette maladie que les officiers et les gens aisés. Une observation que j'ai faite dans tous les pays où j'ai voyagé, c'est que les bouchers qui mangent beaucoup de viande, sont tous robustes, colorés, bien musclés, et ne sont presque jamais atteints de scorbut : au contraire, cette maladie n'est pas rare dans certains pays méridionaux, quoiqu'en général on y vive plus de végétaux que de viande. Cullen rapporte qu'une femme qui vivait habituellement de végétaux, et qui n'avait été exposée à aucune contagion, fut affectée d'un véritable scorbut compliqué, avec une fièvre putride. Les anciens avaient bien une autre idée que nous des effets des nourritures animales. Lorsqu'Hippocrate voulait ranimer les forces de ses mades, outre le vin, il prescrivait souvent l'usage des viandes, et particulièrement de celles qui sont les plus succulentes. Plutarque, dans son livre sur l'usage de la viande, dit que cet aliment rend fort et robuste. Haller fait la même remarque, et il n'y a pas de médecin qui n'ait observé l'effet corroborant des alimens animaux. Si donc les nourritures animales ne peuvent par elles-mêmes que maintenir et accroître les forces, le moyen de les regarder comme capables de causer le scorbut, ou de l'entretenir ? Quelle raison a-t-on de leur préférer les végétaux qui fortifient beaucoup moins ? Le scorbut n'est-il pas éminemment une maladie asténique ? Y en a-t-il aucune où les caractères de la faiblesse soient plus nombreux, et plus marqués ? Des théories chimériques et des exemples de cure mal analysés, peut-être aussi la cupidité et l'ignorance ont seuls enfanté et fortifié le préjugé, qui dans le traitement du scorbut n'admet que l'usage des végétaux, et proscrit celui des nourritures animales. L'opinion répandue sur la vertu anti-scorbutique des végétaux, vient aussi de ce que l'on a observé que dans les voyages maritimes, particulièrement dans ceux de long cours, les équipages qui se nourrissaient des végétaux, étaient bien moins attaqués de scorbut, que ceux qui vivaient de viandes salées; mais ces faits, quoique très-avérés, ne prouvent nullement que les végétaux jouissent d'aucune spécificité contre le scorbut. Ils ont la faculté de se conserver plus long-temps que les provisions animales; car les animaux sont livrés inévitablement aux causes de corruption, dès qu'ils sont privés de la vie. Alors les principes constitutifs n'ayant plus de lien qui les unisse et qui les retienne, tendent naturellement à s'échapper. Les salaisons ralentissent jusqu'à un certain point cette tendance à la dissolution; mais jamais elles ne peuvent la détruire entièrement. Ces viandes, entassées plus ou moins de temps dans des barriques, perdent bientôt leurs qualités nutritives, ainsi que l'a reconnu Hippocrate, en raison de la chaleur des climats que les vaisseaux parcourent. Privés de leurs sucs et de leur saveur, elle sont indigestes; ce qui joint à d'autres causes débilitantes, concourt puissamment à produire des affections asténiques, le scorbut, la fièvre putride, les fièvres intermittentes, etc., etc.

Cockeburne rapporte qu'étant sur l'escadre commandée par Lord Berckelei, il engagea le commandant à envoyer les scorbutiques sur le rivage. On en débarqua plus de cent qui étaient les plus affectés. C'étaient, dit-il, de vrais squelettes vivans. On leur donna des provisions fraîches, des carottes, des navets : dans huit jours ils marchèrent librement, et se trouvèrent si bien, qu'ils rejoignirent bientôt l'escadre. Eh bien ! dira-t-on, voilà un exemple frappant de la propriété anti-scorbutique des végétaux ; à quoi je réponds . mais les malades avaient changé d'air ; et personne ne niera sans doute que le bon air, joint à une nourriture saine, ne puissent guérir le scorbut ; mais si au bon air on joignait l'usage des viandes fraîches, en guérirait-on moins ? L'expérience de plusieurs voyageurs prouve le contraire. D'ailleurs, il serait intéressant de savoir si ceux qu'on a guéris sur les vaisseaux par le moyen des végétaux et des acides, n'usaient pas en même temps de substances corroborantes, dont on ne songerait pas à faire mention, dans l'idée que les végétaux seuls opèrent la guérison de cette maladie. C'est une omission qui n'est que trop commune dans la bouche des médecins, et de ceux qui parlent le langage ordinaire. Tous les jours on entend préconiser les merveilleux effets du petit-lait et du poumon de veau, et personne ne songe à dire ou à demander si le malade, qui use de ces sortes de remèdes, n'en a pas accompagné l'usage d'un régime soigné, du changement d'air, du délassement, de l'administration de quelque tonique, etc. : choses si essentielles à citer, que c'est évidemment à leur énergie, et non à la prétendue vertu de choses insignifiantes, qu'est dû le rétablissement des malades ; mais revenons au scorbut. Qui ignore la réputation des bouillons et de la chair de tortue dans le traitement de cette maladie ? La plupart des auteurs qui ont écrit sur cette matière, recommandent les bons bouillons de viande. Ce n'est que depuis l'époque où la théorie et les opinions chimériques sur la corruption de la viande dans l'estomac, ont fait fortune, qu'on a abandonné ce moyen curatif. Lind lui-même ne conseille-t-il pas les bouillons de viande? Cook, que l'on a osé citer à l'appui des théories sur la vertu anti-scorbutique des végétaux, n'a-t-il pas témoigné manifestement le cas qu'il faisait de la viande contre le scorbut ? Ce célébre navigateur était sans cesse occupé à procurer des provisions fraîches à son équipage, et à éloigner les causes scorbutiques. Combien de fois ne le fit-il pas descendre à terre, et ne lui fit-il pas distribuer de la viande fraîche ? Je n'ignore pas qu'il faisait cas pareillement de quelques végétaux ; mais je sais aussi, et l'histoire de ses voyages le démontre, que sa prévoyance, son génie et son activité, eurent plus de part au bon état de son équipage, que tous les antidotes et tous les végétaux dont il pouvoit faire provision. Les voyageurs qui mangent à la table d'un capitaine de vaisseau, et qui usent par là de viande fraîche sont plus rarement attaqués de scorbut, tandis qu'il fait des ravages parmi l'équipage, qui ne se nourrit que de viandes salées. C'est sans fondement qu'on a prétendu que le *Sauer Kraut* jouit de la propriété anti-scorbutique. Le scorbut n'est pas rare dans plusieurs contrées de l'Allemagne, où l'on use beau-

coup

coup de ces choux. C'est ce qu'ont été à portée d'observer les officiers français dans la dernière guerre : ils n'ont pu s'empêcher d'en faire la remarque sur les habitans des bords du Rhin. M. Tourtelle, qui a accrédité la vertu anti-scorbutique du *Sauer Kraut* aurait pu s'assurer du contraire sans sortir de son département. J'ai eu occasion de voir beaucoup de scorbutiques dans les différentes armées où j'ai été employé. Nous avions rarement des oranges ou des citrons à donner à nos malades ; mais ils n'y perdaient rien. Les œufs, le bon vin, les bouillons de viande nous tenaient lieu des uns et des autres avec avantage. L'aversion que l'on témoigne pour les nourritures animales, ne devrait donc avoir pour objet que celles qui sont anciennes; car il ne faut pas croire, comme c'est l'erreur commune, que les viandes salées produisent par elles-mêmes le scorbut ; puisque d'après les principes solides de la physique et de la chimie, le sel ajouté aux viandes ne peut contribuer à autre chose qu'à en retarder la dissolution, et par conséquent à les conserver ; il facilite même leur digestion en réveillant les forces de l'estomac. Le moindre inconvénient des alimens végétaux et des remèdes acides, est sans doute de faire perdre un temps précieux au médecin, et de prolonger la maladie. Il est possible toutefois que dans quelques cas graves de scorbut, où la faiblesse du corps est extrême, les végétaux et les acides, comme alimens peu nourrissans et comme légers excitans, soient préférables aux moyens corroborans et énergiques, que le corps ne pourrait supporter (1). Plus la faiblesse directe est grande, comme l'exprime Brown, plus les stimulans légers sont convenables au commencement de la cure; car d'ailleurs il faut avoir soin d'employer des remèdes progressivement plus énergiques jusqu'au rétablissement des forces du malade. Mais dans aucun cas, les remèdes ne guérissent le scorbut par l'effet d'une vertu anti-scorbutique.

Les observations rapportées par Franck, dans les institutes de Clinique de Pavie, viennent à l'appui de celles qu'on a faites il y a plus de cent ans sur l'utilité des stimulans ou cordiaux contre le scorbut. Les livres de l'art nous offrent bien peu d'exemples de guérison de cette maladie, où ils ne soient entrés dans le traitement, quoiqu'ils n'aient jamais été appréciés avec exactitude. Eh! comment pouvoir prescrire des remèdes affaiblissans dans une maladie, où ceux même qui les administrent conviennent que le corps est éminemment dans un état de faiblesse. Est-ce donc ainsi qu'il convient de suivre ce grand principe d'Hippocrate, qu'il faut aider la nature quand

---

(1) Au reste, les acides qu'on a conseillé de mêler à l'eau dont on use sur mer, ne peuvent être que très-avantageux, en purifiant ce liquide qu'on sait être souvent corrompu dans les voyages maritimes. Mais alors l'acide agit chimiquement sur l'eau, et ne saurait être regardé comme anti-scorbutique, dans le sens qu'on attache à ce mot.

elle manque d'énergie ? Ah ! il n'est que trop vrai que ce principe fondamental de la bonne pratique est méconnu et négligé, même par ceux qui le consacrent dans leurs théories.

Il serait aussi dangereux qu'inutile de subtiliser sur l'état alkalin ou acide des humeurs dans le scorbut. Toutes les choses qu'on pourrait dire à cet égard ne donneraient pas la moindre lumière sur la nature de cette maladie, et ne pourraient que détourner le médecin de la véritable voie curative. Le scorbut n'est pas une affection *sui generis*. Les causes qui le produisent amènent pareillement les autres maladies de faiblesse ; la synoque putride, la fièvre intermittente, l'hydropisie, etc. Il n'existe pas plus réellement des anti-scorbutiques, que des anti-hydropiques, des anti-dissentériques, des anti-pneumoniques, etc. Les vrais anti-scorbutiques, ce ne sont pas des oranges, des citrons, des végétaux ; mais le bon air, les alimens succulens, les œufs, le bon bouillon animal, la chaleur tempérée, l'exercice modéré, les bonnes nouvelles, la joie, la propreté, etc. ; parce que le contraire de toutes ces choses et de leurs semblables produit le scorbut, et qu'il ne peut venir que de quelqu'une de ces causes. Enfin, pour tout renfermer en peu de mots, les scorbutiques sont dans un état de faiblesse, il faut donc les fortifier.

DES ANTI-PUTRIDES.

Quels sont les médicamens anti-putrides ? Pour répondre à cette question, nous n'imiterons pas plus les recherches de Pringle, que celle Nicski et de Modelius. L'histoire des états appelés putrides, leurs vraies causes, et les observations de plusieurs grands médecins sur les moyens propres à les combattre, seront nos seuls guides.

Quoiqu'on puisse dire en général que les toniques sont anti-putrides, puisque la cause de la putridité est ordinairement la faiblesse : « tout ce qui fortifie » est anti-sceptique. » *Pringle*, *p*. 189 : il peut néanmoins arriver que les anti-phlogistiques soient les meilleurs anti-putrides. Il n'est pas rare de voir les médicamens vantés comme anti-putrides, produire la putridité, au lieu de la guérir ; c'est ce qui arrive dans les maladies sténiques. C'est par le mauvais effet des prétendus anti-putrides, que la petite vérole change assez souvent de caractère ; car le peuple ne croit pas en pouvoir mieux aider l'éruption, que par les moyens toniques ou anti-sceptiques. Le quinquina lui-même produit quelquefois un état putride, ou un état scorbutique, comme l'a reconnu Sydenham. Lombard a vu également le quinquina, le camphre, les liqueurs spiritueuses, et d'autres anti-sceptiques, amener la gangrène, qu'on ne guérissait que par les applications émollientes et rafraîchissantes. Sydenham, Stoll, Schroëder, Rasori ont traité avec le plus grand succès des fièvres d'un caractère putride, par les saignées, les évacuans des premières voies, et les autres anti-phlogistiques (1). Selle a reconnu l'existence de cette sorte de putridité. Les anti-putrides sont donc relatifs aux causes productrices de la putridité; ensorte que la même substance peut guérir cet état, ou l'aggraver, selon qu'elle est opposée à la nature de la cause, ou qu'elle lui est semblable. Il n'existe donc pas, à proprement parler, d'anti-putride ou anti-sceptique. La putridité n'est qu'un symptôme qui peut se joindre aux maladies sténiques comme aux asténiques. Ainsi les saignées, les purgatifs, les rafraîchissans

---

(1) Stoll dit : » je ne faisais usage, ni du quinquina, » ni d'autres remèdes vantés d'ailleurs dans la fièvre putride, ni de vésicatoires, ni de camphre ; je m'étonnais » moi-même que des succès si marqués ne fussent dus qu'à » une juste évaluation des forces de la nature, pour les » diminuer quand elles étaient excessives, pour les relever quand elles étaient abattues » etc. 3. *vol. p.* 115. Il est utile de remarquer que la plupart des médecins se sont fait une fausse idée de la putridité. Cet état n'est qu'un symptôme ou un effet des causes ordinaires des maladies. Le célèbre Huxham observe avec raison, que la seule privation des alimens, est capable de dénaturer toutes les humeurs, et de leur imprimer un caractère de putridité. *Vid. essai sur les fièvres*, *p.* 71. La diminution dans la quantité des stimulans nécessaires à la vie, suffit pour produire les fièvres dites putrides, par où l'on voit que dans tous les cas de putridité asténique, la seule indication curative est de fortifier.

d'un côté, les toniques ou corroborans de l'autre, seront propres à guérir l'état de putridité, et à le prévenir, s'ils sont administrés à propos, c'est-à-dire, si l'on dirige contre la diathèse, celle des deux classes de médicamens qui sera son antagoniste. Leur choix doit donc dépendre de la nature des causes morbifiques; or, tout ce que nous disons de crachats supprimés, de spasmes, de putridité, etc. n'exprime que les effets des causes morbifiques, vers lesquelles il faut uniquement diriger ses efforts, et qui doivent toujours être la boussole du médecin dans le traitement de toutes les maladies. Le froid et le chaud dans la fièvre intermittente, ne sont que l'effet de la cause de la fièvre elle-même; or, que dirait-on d'un médecin, qui, dans le traitement de cette maladie, ne chercherait qu'à échauffer le malade dans la période du froid, et qu'à le rafraîchir dans celle de la chaleur ?

DES ANTI-VÉNÉRIENS.

Cette classe, la plus admissible de toutes au premier abord, présente à l'œil observateur le double défaut que nous avons reproché aux autres; savoir, de ne pas comprendre tous les remèdes qui contribuent efficacement à la cure de la vérole, et de supposer une spécificité anti-vénérienne aux préparations mercurielles; or cette spécificité n'est rien moins que démontrée. Il est constant que le mercure, livré à lui-même, ne guérit point la syphilis; il faut le combiner avec l'oxigène, pour qu'il opère cet effet. Quelquefois même il aggrave la maladie, tandis que des remèdes, qu'on est loin de regarder comme anti-vénériens, diminuent promptement les symptômes, et contribuent beaucoup à la guérison. Les ouvriers qui travaillent aux mines de mercure, quoique pénétrés par ce minéral, qui circule dans toutes leurs parties, n'en contractent pas moins la vérole, comme les autres hommes, sans que le mercure donne en eux le moindre signe de spécificité. Enfin, beaucoup de malades subissent les traitemens mercuriels sans être délivrés de leur mal.

Je n'affirmerai point que la *lobellia syphilitica* et le baba soient employés avec autant de succès qu'on l'a assuré; mais il est certain que les remèdes appelés sudorifiques, n'ont pas été préconisés sans raison contre les maladies vénériennes. Peut-on se ressouvenir de Poll, de Cestoni, de Massa, de Fernel, de Hutten, sans reconnaître l'effet anti-vénérien du gayac et de la salsepareille. De nos jours on a employé l'oxigène dans les mêmes vues, et les succès qu'on en a obtenus, ne peuvent être révoqués en doute, les guérisons opérées par ce moyen ayant pour garant l'expérience de plusieurs médecins dans des pays différens. Scott, Rollo, Cruickshank, Geack, Hammick, Zeller, n'ont-ils pas vu, aussi bien qu'Alyon, la vérole guérie par l'oxigène? On sait pareillement que cette maladie et des ulcères de son genre ont cédé à l'opium. Michaëlis, Schœpf, Alexandre, Grant, Blom, Tuissinck, Sibbern, Franck, Nessi, en ont tous vu des exemples. Toutefois je ne partage point l'opinion de plusieurs de ces médecins, qui ont avancé que l'oxigène et l'opium sont de meilleurs anti-vénériens que les oxides mercuriels. Je ne doute point que les préparations mercurielles, accompagnées d'un bon régime, ne soient en général le meilleur anti-syphilitique.

Après avoir réfléchi sur les caractères des affections vénériennes, et sur les moyens propres à les combattre, j'ai conclu que la vérole était de la classe des asténies. En effet, les anti-vénériens, dont la réputation s'est toujours soutenue, et ceux dont les nouvelles *découvertes ont enrichi cette classe* de médicamens, sont tous du nombre des excitans ou toniques. Ni les symptômes particuliers à la vérole, ni ceux non moins surprenans qui se manifestent dans les maladies céréales, et à la suite de la morsure de la vipère ou du serpent à sonnettes, ne doivent point nous faire regarder ces diverses affections comme d'une nature spécifique *sui generis*. Car, puisque nous voyons qu'elles cèdent toutes à la classe des remèdes stimulans ou toniques, elles doivent nécessairement appartenir à la diathèse asténique. Le quinquina, le vin, le bon air, les bons alimens, joints à l'exercice modéré, ont quelquefois triomphé des maladies vénériennes, lors même qu'elles avaient résisté aux remèdes les plus accrédités. Si lorsque la syphilis attaque les personnes robustes, il ne paraît point d'abord de symptômes de faiblesse, ils ne tardent pas long-temps à se manifester. D'ailleurs le traitement auquel on a recours, prouve clairement que la vigueur du malade n'est qu'apparente, puisque les stimulans les plus énergiques deviennent bientôt nécessaires.

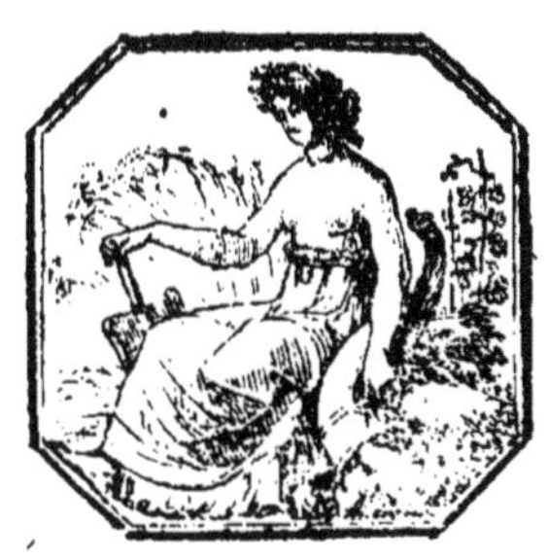

NOUVEAU PLAN DE MATIÈRE MÉDICALE.

RÉFLEXIONS PRÉLIMINAIRES.

SELLE a fait preuve de génie et de jugement dans sa Pyrétologie, lorsqu'il a rangé dans la même classe, des maladies, en apparence très-différentes, mais qui étaient guéries par les mêmes remèdes. Martian avait fait avant lui cette même remarque en ces termes : *Medici antiquiores, omnem scopum in curationem dirigentes, tot morborum constituebant differentias, quot modis curationem eorum variari necesse erat, ut ubique in Hippocratis doctrina observare licet. Curationes morborum naturam ostendunt.* Martian *in com. de morbis, lib.* 2.° C'est sur ce fondement que je bâtirai mon plan de matière médicale.

Toutes les maladies dont la guérison est due aux stimulans ou toniques, appartiennent à la classe des asténies : toutes celles qui guérissent par l'usage des rafraîchissans ou débilitans, composent la classe des affections sténiques. Ces deux grandes divisions portent un tel caractère de vérité et de simplicité, qu'on ne peut s'empêcher d'y reconnaître l'aveu de la nature, et de voir que toutes les autres ne sont que le fruit de l'imagination. Je n'entends pas, sans doute, y comprendre les maladies vraiment gastriques, qui font une troisième classe avec toutes les maladies locales. Je n'envisage ici que les deux grandes classes des maladies universelles, c'est-à-dire, qui affectent tout le système, quoique d'ailleurs la cause morbifique manifeste plus particulièrement ses effets sur un organe que sur un autre. Toute matière médicale, qui ne portera point sur ces deux bases naturelles, ne résistera jamais à l'épreuve de l'analyse et de la critique; car aux yeux du philosophe, les plus beaux rêves ne sauraient passer pour des faits réels, ni les conjectures les plus ingénieuses pour des certitudes avérées. Dans le plan que je propose, les plus brillantes hypothèses sont sans poids et sans autorité, et l'on n'y reçoit que le langage de l'observation et de l'expérience. S'il était rempli dans toute son étendue par quelque bon esprit, la médecine pourrait se vanter de fournir à ceux qui la cultivent, un moyen très-simple de faire des prescriptions physiquement sûres, et où rien ne serait donné au préjugé. En décrivant les remèdes et leurs propriétés, on ne manquerait pas de dire que l'expérience a découvert, dans certaines substances de la même classe, une spécificité d'action sur tel ou tel organe, ou sur un système organique (1), en remarquant toutefois que les remèdes doués de cette propriété agissent en outre d'une manière générale. La plupart doivent leur réputation à l'excitation qu'ils exercent particulièrement sur le système absorbant ou lymphatique ; les diurétiques, par exemple, augmentent l'écoulement des urines, non en stimulant les reins seulement, mais en excitant encore tous les vaisseaux absorbans. C'est de cette manière qu'ils guérissent les hydropisies asténiques, ainsi que les épanchemens lymphatiques des grandes cavités. En effet, la lymphe accumulée morbifiquement est hors du système sanguin, lequel fournit à la secrétion qui se fait dans les reins. *Vid. Rasori.* En partant de ces principes, on dirait, par

(1) Lorsque j'admets que certains médicamens exercent sur certains organes une spécificité d'action qui n'a d'ailleurs rien de commun avec celle désignée dans le langage ordinaire, je veux dire seulement que quoique toutes les parties du système reçoivent l'excitation causée par l'application d'un remède, il y en a cependant qui en sont plus particulièrement affectées ; phénomène qui est dû à la différence de leur organisation, et non à celle de la nature de l'excitabilité, qui est intrinséquement la même, une et indivisible dans toute l'étendue de la machine vivante. Le même raisonnement s'applique aux différentes fonctions du corps humain ; l'immense variété de son organisation en est la seule cause. Voilà donc la seule spécificité que je reconnais dans les médicamens. Leur opération stimulante s'étend à toutes les parties du corps ; mais quelques-uns, au reste en très-petit nombre, agissent plus particulièrement sur certaines que sur les autres.

exemple, du mercure, que quoique beaucoup d'autres médicamens partagent ses propriétés stimulantes, il est néanmoins à préférer dans les maladies vénériennes, que l'expérience a prouvé céder plus promptement à ce stimulus qu'à tout autre. Avec cette marche, accompagnée de tous les développemens nécessaires, aucune propriété ni générale, ni particulière des médicamens, n'échapperait au praticien.

On verrait avec une agréable surprise dans un pareil ouvrage, le rapprochement des moyens médicamenteux, en apparence les plus disparâtes. L'opium, l'air, l'électricité, le fer, la lumière, la musique, les plaisirs, etc. y joueraient le même rôle, parce que ces choses produisent, chacune dans son genre, les mêmes résultats. Fondé sur l'énergie et l'activité propres aux diverses substances médicamenteuses, et sur leur utilité dans telle ou telle classe de maladies, ce traité n'offrirait point ces divisions et subdivisions infinies, qu'on trouve dans nos matières médicales; ces vertus innombrables et chimériques, dont l'esprit de système a doué tous les médicamens. L'ignorance et le préjugé ont été les seuls appuis de ces inventions, aussi funestes qu'imaginaires, dont les livres de l'art sont remplis. Dans ce nouveau plan tout est dicté par la nature, et sanctionné par l'expérience. On n'y abandonne rien ni au système, ni au préjugé, ni à la conjecture. Il est fondé sur cette vérité simple et incontestable, que tout ce qui agit sur le système vivant, ne le fait qu'en stimulant (1). La chaleur, la lumière, l'air, les alimens, les boissons, le sang et les humeurs qui s'en séparent, les passions de l'ame, et en général tout ce qui meut la machine vivante, doit donc être compris dans la loi générale et naturelle du stimulus; cette loi, dont les effets se montrent par tout et frappent les regards les moins attentifs. Quel est celui qui n'ait été et qui ne soit tous les jours à portée de se convaincre que toutes ces puissances sont autant d'éguillons qui font mouvoir le corps vivant, et l'empêchent de tomber dans l'inertie? Que lorsqu'il y a équilibre entre leur action et la réaction du système, c'est-à-dire, lorsqu'elles opèrent convenablement, il en résulte la santé? Que si elles agissent trop ou trop peu, il en résulte un état de maladie qui est sténique ou inflammatoire dans le premier cas, et asténique ou de faiblesse dans le second? Voilà sans contredit des faits qu'il est impossible de révoquer en doute. Eh comment nier ce

---

(1) Ceux qui désireraient des preuves de ce principe fondamental de la bonne médecine, pourront amplement se satisfaire dans les ouvrages de Brown, Jones, Weikart, Franck, Rasori, etc. Quant aux médicamens proprement dits, tout le monde peut s'assurer de leur effet, plus ou moins stimulant, en observant dans quelle des deux classes générales de maladies ils sont utiles ou pernicieux; réussissent-ils contre les maladies sténiques, ils sont débilitans; en obtient-on du succès contre les asténiques, ils sont stimulans.

qui se reproduit à tous les instans de notre vie ? Or, ce principe une fois posé, que deviennent ces nuées de distinctions dont on a pompeusement chargé les descriptions des médicamens ? Il en sera, dit très-judicieusement Rasori, comme des vertus occultes des péripatéticiens, qui furent comme les talismans de l'ignorance, jusqu'à ce que la physique, délivrée du jargon de l'école et des mystérieuses imaginations des auteurs, reposa sur un petit nombre de principes solides et reconnus ; il en sera, dis-je, de même de toutes ces magnifiques classifications de remèdes, lorsque la médecine aura enfin subi une réforme, qui ne lui est pas moins nécessaire qu'elle le fut à la physique, pour arriver à ce point de solidité et de lumière où nous la voyons aujourd'hui. Mais que dis-je ? la science du corps vivant est déjà renouvelée en entier. Un médecin philosophe vient de la tirer du cahos où elle était plongée, et c'est encore à l'Angleterre que nous devons cet autre Bacon.

La matière médicale roule donc toute entière sur le stimulus. Toutefois il faut observer que depuis le stimulus le plus faible jusqu'au plus énergique, il y a une infinité de degrés intermédiaires, dont les nuances font que l'un est plus approprié que l'autre à tel ou tel état du corps ; mais ce sont toujours des agens plus ou moins stimulans, qu'on rencontre dans toute cette chaîne, et ce n'est que par pure convention qu'on appelle les plus légers, debilitans. Ils affaiblissent en ce qu'ils excitent peu. Entre mille exemples de la vertu

vertu stimulante des plus faibles excitans, nous en trouvons un dans l'état de faiblesse directe, causée par une longue abstinence, et dans l'engourdissement produit par le froid. Combien peu de chose ne faut-il pas dans ces deux cas pour ranimer la machine ! Celui donc qui veut classer les substances médicamenteuses, doit se borner à rechercher leur plus ou moins d'énergie, afin de combattre dans les traitemens des maladies, le plus par le moins, et le moins par le plus. Le chiendent à moins de stimulus que les fleurs de tilleul, celles-ci moins que la camomille, cette dernière moins que le quinquina, le quinquina moins que le musc, le musc enfin moins que l'éther et l'opium ; gradation qui doit servir à fixer le choix des remèdes, et que le praticien ne doit jamais perdre de vue. Si, à cette connoissance, il joint celle de l'affection morbifique, c'est-à-dire, s'il sait rapporter cette dernière à celle des deux diathèses primitives à qui elle appartient, il peut se flatter alors, mais non autrement, d'avoir une marche raisonnée et sûre dans le traitement des maladies.

La vertu d'un remède, ont dit plusieurs grands médecins, est toujours conditionnelle. Cette proposition est vraie, sans doute ; mais elle renferme une équivoque qui a besoin d'explication. Il faut distinguer dans tout remède, l'effet intrinsèque et l'effet extrinsèque. L'effet intrinsèque est toujours constant, parce qu'il résulte de l'énergie propre à la nature de la substance médicamenteuse. Ainsi l'effet intrinsèque du vin, de l'opium, etc. est toujours de stimuler, et de stimuler d'autant plus que leur dose est plus forte. Un grain de musc stimule comme un, quatre stimuleront donc quatre fois autant. Le plus ou le moins dans la quantité de ces substances, n'en change point la propriété naturelle et intrinsèque. Il n'y a que la manière d'être du corps vivant qui varie à raison du plus ou moins de stimulus qui lui est communiqué : de là l'effet extrinsèque des remèdes, qui dépend à la fois de l'état du corps, et de la dose qui lui en est appliquée ; en effet, la nature du système vivant étant telle, qu'il ne peut acquérir de vigueur que jusqu'à un certain degré, après lequel il retombe dans la faiblesse, il s'ensuit qu'un médicament stimulant, pour corroborer la machine, ne doit être administré que dans tel cas, à telle dose, avec telles conditions ; voilà la véritable idée d'une prescription sage et raisonnée, où le médecin n'ordonne pas sur la foi du préjugé ou du crédit ; mais d'après un examen qui lui fait démêler comment une même substance peut profiter ou nuire, et découvrir ce que les auteurs prennent rarement la peine d'expliquer dans le récit de leurs succès. Mais revenons à l'effet extrinsèque. Pour détruire le spasme, par exemple, le succès du musc et de l'opium dépend de conditions en quelque sorte étrangères au remède en lui-même, qui n'a pas plus la vertu spécifique de détruire le spasme que celle de le produire. C'est la proportion de la dose au besoin du corps qui fait tout. Si donc l'opium assoupit, si l'assa fœrida provoque les menstrues, cela ne vient point de l'aptitude spécifique de ces médicamens à produire ces effets, mais de leur juste administration, d'où vient leur effet extrinsèque. On ne doit donc pas être surpris que les mêmes substances excitent tantôt la gaieté et la vigueur, tantôt l'appesantissement et la faiblesse. Tous ces phénomènes s'expliquent clairement par la distinction naturelle que nous vénons de faire, de l'effet intrinsèque et extrinsèque des remèdes; distinction absolument nécessaire pour bien juger de tous les effets sensibles des remèdes. Concluons de là que c'est l'exacte combinaison de la dose d'une substance avec le besoin du système, qui fait les emménagogues, les anti-scorbutiques, les sudorifiqes, etc.; ainsi le vin est tantôt expectorant, tantôt anti-spasmodique, tantôt somnifère, etc.; mais c'est par un effet secondaire et extrinsèque, et non par une propriété intrinsèque et primitive.

Les anciens ont établi cette grande vérité, que la diathèse sténique et la diathèse asténique étaient deux états diamétralement opposés, qui se guérissaient l'un par l'autre. C'est là le vrai sens de ce qu'ils disent à ce sujet, quoiqu'ils l'expriment en d'autres termes, et qu'ils ne se soient pas toujours conformés à cette règle, qui est le fruit indubitable de l'observation et de l'expérience. Or, comme la matière médicale est étroitement liée à la pathologie, on doit suivre dans l'une et l'autre le même nombre de divisions. « Tous » les principes de la pathologie, dit Changeux, » (traité des extrêmes) ne pourraient-ils pas se réduire

» à un seul ? c'est-à-dire, ne serait-il pas possible » de rapporter à l'excès ou au défaut toutes les ma» ladies, et de tirer de ce seul principe les consé» quences les plus sûres pour leur diagnostique, leur » pronostic et leur guérison » ? Il est bon de mettre à la suite de ce passage remarquable sur la classification générale des maladies, le jugement de l'illustre Venel sur la classification des médicamens. « Il est ridicule, dit-il, d'entasser un si grand » nombre de vertus sur la même plante. Il serait » bien plus facile de diviser les médicamens » en deux classes, comme le firent les métho» distes des maladies. Les uns seraient destinés à » animer, resserrer; les autres à relâcher : ou bien, » comme les fluidistes, en ceux qui sont propres à » animer le mouvement du sang, et en ceux qui » sont propres à le calmer. » Brown a rempli le vœu de Changeux, et je veux tâcher de remplir celui de Venel, en suivant les principes irréfragables du docteur Écossais. Je veux baser la matière médicale sur cette judicieuse remarque du célébre Bichat; que les médicamens ne doivent être dirigés que vers un seul but; savoir, de ramener les forces vitales au type naturel dont elles se sont écartées dans la maladie (1); voilà mon unique objet : je n'ai donc

(1) Bichat, ainsi que tant d'autres célébres médecins, se sont fait honneur des idées de l'immortel Brown, et en ont tiré le plus grand parti, sans en faire hommage

autre chose en vue que d'opposer les contraires aux contraires. C'est ici le lieu de déplorer que dans la pratique on fasse si peu d'attention à cet état des forces dont parle Bichat. La preuve en est dans l'usage extrêmement familier qu'on fait des évacuans, et en général du régime anti-phlogistique ou

---

à la mémoire du docteur Écossais, à qui ils devaient leurs meilleures vues. C'est aussi dans les ouvrages de Jones, son illustre élève, qu'ils ont puisé une bonne partie des choses neuves dont ils ont enrichi leurs écrits. Il est même à remarquer que ceux qui ont emprunté de la doctrine Browniene des principes, qui sont ce que leurs livres renferment de meilleur, n'ont pas été des derniers à s'élever contr'elle. Mais tout cela n'en impose point à l'esprit observateur, et il n'y a pas à s'y méprendre. On a beau changer les mots et la tournure des phrases, la vérité se fait jour tôt ou tard, quelques précautions qu'on prenne pour la déguiser. Au reste, on peut assurer que ceux qui s'inscrivent en faux, de vive voix, ou par écrit, contre la médecine de Brown, montrent évidemment, les uns, qu'ils la jugent avec une partialité manifeste; les autres [et ceux-ci composent le plus grand nombre], qu'ils ne l'entendent pas. Si on la connoissait, et qu'on fut de bonne foi, on serait nécessairement forcé de convenir que si cette inestimable découverte, préconisée par les Weickart, les Franck, les Rasori, les Roschlaub, les Brera, etc., laisse encore de l'obscurité sur certains points, ceux qu'elle nous a fait connaître clairement n'en sont pas moins démontrés; et de plus, que pour une difficulté qu'on y rencontre, il s'en présente mille dans la vieille médecine, qu'elle est venue renverser.

affaiblissant. Les modernes ont reconnu que de notre temps les affections gastriques et pituiteuses sont beaucoup plus fréquentes que dans les premiers siècles de la médecine ; ce qui provient, disent-ils, de l'atonie du corps en général, et de celle des viscères en particulier. Comment donc administre-t-on si facilement les remèdes évacuans, qu'on sait bien ne pouvoir qu'ajouter à l'état de faiblesse? Puisque nous sommes moins vigoureux que les anciens, nos médecins devraient donc bien plus que les premiers maîtres de l'art s'appliquer à fortifier tout le corps, et en particulier les organes digestifs ; or, ils font tout le contraire ; car en convenant que nous sommes moins robustes que nos pères, notre bienfaisante médecine, loin de nous rapprocher de leur état de vigueur, nous affaiblit encore davantage.

Il est temps enfin de toucher la classification naturelle des remèdes, que je veux substituer à toutes ces classes factices et imaginaires, subversives de la bonne médecine.

Si nous nous bornions à observer isolément chaque fait, nos connoissances seraient circonscrites dans des objets individuels ; mais l'esprit observateur cherche sans cesse à généraliser ses vues ; et lorsque la sagesse préside à ses opérations, il résulte de l'association des faits qu'il prend soin de recueillir et de comparer, une loi générale où l'on reconnoît à la fois, leur ordre, leur liaison et leur cause commune. C'est à l'aide de cette recherche qu'on est parvenu à reconnoître dans diverses maladies des rapports si intimes, si identiques, qu'on ne peut s'empêcher d'en regarder un grand nombre comme étant de même nature. En voyant, par exemple, que la péripneumonie, la synoque simple, le rhumatisme aigu, etc. avec un siége et des symptômes différents, étaient cependant guéris par les mêmes moyens (les anti-phlogistiques); on en a conclu, selon les règles de la plus rigoureuse logique et de la plus solide médecine, qu'elles tenaient à la même cause générale, qu'on a désignée sous le nom de diathèse sténique, ou état de force excessive. La diète, la saignée et les autres évacuans, les sueurs, l'air humide et peu oxigéné, les boissons dites rafraîchissantes, étant les remèdes par lesquels on doit combattre cette diathèse, on en a conclu de même qu'ils devaient être classés ensemble, puisqu'ils agissaient de la même manière. On a raisonné de même pour la diathèse asténique, et pour les remèdes qu'il convient de lui opposer, c'est-à-dire, qu'on a rangé sous une seconde forme, à laquelle on a donné le nom de diathèse asténique, toutes les maladies dont la cause commune est la faiblesse, et qu'on a classé pareillement ensemble tous les remèdes qui la détruisent, c'est-à-dire, qui relèvent les forces. Voilà incontestablement une marche sûre, où il est bien difficile de se faire illusion, puisqu'on n'y prend pour guides que les faits et l'observation.

D'après ces considérations j'appellerai stimulans ou fortifians, corroborans, toniques, cordiaux, etc. tous les moyens quelconques par lesquels on peut guérir les maladies asténiques; et débilitans ou affaiblissans, ceux destinés, par leur peu d'énergie, à corriger l'excès de vigueur dans les maladies sténiques. Cette division naturelle peut seule débrouiller le cahos où la matière médicale est encore plongée malgré toute notre philosophie. Ces deux ordres de remèdes ont chacun un caractère tranchant, qui empêche à la fois de confondre les vertus réelles des médicamens, et de leur en attribuer de chimériques. Je ne ferai point une classe particulière des émétiques et des purgatifs, comme c'est l'usage ordinaire. Puisqu'ils sont débilitans, ce que personne ne peut révoquer en doute, ils doivent entrer dans la classe débilitante. Nous observerons cependant que les émétiques paraissent moins affaiblissans que les purgatifs.

La diète végétale et la diminution des boissons spiritueuses affaiblissent assez en général, pour prévenir les maladies sténiques : pareillement celui qui habite les lieux élevés, où l'air est pur et très-oxigéné, pourra être affaibli en restant quelque temps dans un lieu bas, où l'air sera plus humide et moins oxigéné. Après ces réflexions préliminaires, venons au plan que j'ai annoncé, en suivant l'ordre établi quant aux trois règnes dont se compose la matière médicale.

Tout ce qui agit sur le corps vivant, le fortifie ou l'affaiblit. Il y a donc deux grandes classes de remèdes ; savoir, les stimulans et les débilitans.

DES STIMULANS.

Ces remèdes, qui ne conviennent, comme il a été déjà démontré, que dans les cas d'atonie, c'est-à-dire, que dans le traitement des maladies dont la cause est la faiblesse du système, doivent être divisés en stimulans permanens, et en stimulans diffusibles.

DES STIMULANS PERMANENS.

Les stimulans permanens sont ceux qui excitent en général d'une manière lente et durable ; ce qui n'empêche pas que des circonstances particulières ne puissent les rendre diffusibles.

Les rubéfians et les vésicatoires, dont l'application locale propage dans tout le corps leur action stimulante appartiennent aux stimulans permanens ; à quoi il faut ajouter que ces deux sortes de remèdes, outre leur faculté stimulante, ont encore la propriété de décomposer, par l'irritation locale qu'ils produisent, les mouvemens dits nerveux, et les affections spasmodiques ; mais on ne peut les employer que dans la diathèse asténique.

STIMULANS PERMANENS.

Règne minéral.

L'air pur et très-oxigéné.

La chaleur et conséquemment l'eau chaude. (1)

La lumière.

Les différentes préparations mercurielles.

La limaille de fer.

Le sulfate de fer.

L'oxide de fer noir.

L'oxide de fer rouge.

L'oxide d'antimoine sulphuré rouge.

L'oxide d'antimoine sulphuré orangé.

Le tartrite acidule de potasse antimonié, à dose altérante.

L'oxide de zinc sublimé.

Le sulfate d'alumine.

Le carbonate de potasse.

L'élixir vitriolique.

---

(1) Voyez la note sur les effets et la nature de la chaleur.

STIMULANS PERMANENS.

Règne végétal.

Le bon vin.
Le camphre.
Le quinquina.
L'aloës.
L'assa fœtida.
La myrrhe.
Le café.
La valériane.
La résine de gayac.
L'opopanax.
La gomme ammoniaque.
Le succin.
Le beaume du Pérou.
Le beaume de tolu.
Le beaume de copahu.
Le girofle.
La canelle.
La muscade.
Le benjoin.
La moutarde.
La rhue.
La sabine.
La scille.
Le gingembre.
Le bois de gayac.
La zedoaire.
L'absynthe.
Le poligala de Virginie,
La pivoine.
L'angélique.
Le costus.
Le galega.
Le calamus aromaticus.
La germandrée.
Le simarouba.
Le cardamome.
Le cachou.
La gentiane.
Le cassia.
L'aurone.
L'aunée.
Le colombo.
L'arnica.
La digitale pourprée.
La serpentaire de Virginie.
Le semen contra.
Les semences carminatives.
L'hyssope.
Le romarin.
La lavande.
L'armoise.
La matricaire.
L'arum.
La santoline.

L'ipécacuanha à dose altérante.
La tanaisie.
La squine.
La menthe poivrée.
Le contrayerva.
Le scordium.
La térébenthine.
Le safran oriental.
La petite centaurée.
Les baies de génièvre.
Le trefle d'eau.
La fougère.
Les Fleurs de camomille romaine.
Les feuilles d'oranger.
Les fleurs d'oranger.

STIMULANS PERMANENS.

Règne animal.

Les cantharides.
La vipère.
La caroline de Corse.
Les nourritures animales succulentes (1).

---

(1) Il est inutile de prévenir le lecteur que je n'entends pas borner le nombre des stimulus permanens à celui qui me sert ici d'exemple. Mon but est uniquement d'indiquer les bases et le plan d'une bonne matière médicale, mais non d'en faire une moi-même dans le moment. C'est un ouvrage auquel je pourrai me livrer dans la suite, si personne ne s'en occupait. J'observerai, en passant, que toutes les compositions pharmaceutiques, eaux spiritueuses, élixirs, pilules, etc., qui ont été célébrées, à cause de certaines vertus qu'on leur attribuait, sont généralement stimulantes. Une autre remarque im-

STIMULANS DIFFUSIBLES.

Les stimulans diffusibles sont ainsi nommés, parce qu'ils agissent d'une manière prompte, et en général passagère. Voilà ce qui se passe ordinairement; car certains stimulus diffusibles, tels que l'ambre, le musc, le castoreum, les vins généreux agissent encore d'une manière durable.

Comme plusieurs stimulans diffusibles, résultant de la combinaison de quelques substances, appartiennent à plusieurs règnes, nous allons les nommer sans distinction de règne.

L'électricité.
L'opium.
L'éther.
L'ammoniaque.
L'alkool.
Les vins excellens.
Le musc.
L'ambre.
La liqueur d'Hoffman.
Les huiles essentielles.

---

portante, c'est que presque toutes les cures fameuses consacrées dans les fastes de la médecine, et celles qu'on fait tous les jours dans des cas réputés incurables, sont le fruit de l'usage des stimulans.

Le castoreum.

La teinture volatile de gayac.

Les eaux spiritueuses.

Outre le stimulus direct des médicamens qui viennent d'être indiqués en exemple, lequel stimulus résulte de leurs principes, ils en ont encore un indirect, qui résulte du volume ou de la masse qu'ils présentent aux organes digestifs. C'est ce qu'on remarque sur-tout dans les personnes énervées, ou qui sont dans un état de faiblesse directe, c'est-à-dire, par soustraction d'alimens ou d'autres stimulus nécessaires à la vie. Les substances les moins stimulanlantes et les moins nutritives peuvent, par leur volume, fortifier la machine jusqu'à un certain point, au moyen de l'action que cette masse exerce sur l'estomac. Il n'y a même personne qui n'éprouve plus ou moins un sentiment de restauration et de bien-être, au moment que les alimens sont introduits dans ce viscère. Or, ce sentiment est produit évidemment par la seule présence des masses alimentaires, puisqu'il a lieu avant que la digestion ait pu commencer. Ceux qui vaquent à des travaux pénibles ont grand besoin de ces sortes de nourritures. Ce sont-là des faits constans dont le médecin peut tirer parti dans bien de circonstances, ainsi que des délassemens, de l'exercice, des sensations agréables, etc.

DÉBILITANS *ou* ANTI-PHLOGISTIQUES.

Les remèdes débilitans ou anti-phlogistiques sont ceux qui stimulent peu. Il faut les employer contre la diathèse sténique, c'est-à-dire, contre toutes les affections vraiment inflammatoires; car dans les inflammations fausses, les débilitans ne peuvent qu'aggraver le mal, en diminuant les forces déjà diminuées morbifiquement. Mais dans les maladies sténiques, il y a excès de vigueur; et c'est cet excès qu'il faut ôter par l'usage des débilitans, pour ramener le système au type de la santé. Le devoir du médecin est donc de choisir parmi les remèdes de cette classe, ceux qui sont le plus appropriés à l'indication qui se présente: ainsi les poumons sont plus particulièrement affaiblis par l'air humide et peu oxigéné; le système sanguin, par les saignées, le canal alimentaire, par l'émétique et les purgatifs, et par la diète rigoureuse, etc. S'il s'agit de prévenir ou de guérir une maladie sténique légère, la diminution des alimens succulens, le régime végétal, la diète légère, les boissons rafraîchissantes peuvent suffire. Il est sans doute inutile de remarquer que pendant le traitement on doit interdire l'usage des boissons cordiales et spiritueuses. La cure des affections sténiques doit être plus ou moins débilitante, selon que la maladie qu'on attaque est plus ou moins violente. Dans la diathèse sténique ou inflammatoire très-intense; les saignées doivent être promptement mises en usage ; mais sans les prodiguer, comme on ne le fait que trop souvent. Lorsque la violence de la maladie est un peu abattue, on peut employer les légers purgatifs, afin de diminuer l'excitement d'une manière plus ménagée. En général tous les moyens d'évacuation sont très-utiles dans les maladies sténiques. Quant aux vésicatoires, je n'ai garde de les employer contre la phlogose, comme cela se pratique communément, sous prétexte d'évacuer quelque humeur, ou dans la vue de détruire une irritation par une autre ; car ils doivent nécessairement aggraver la maladie, en augmentant l'éréthisme ou excès des forces. *Vid.* Tralles, Baglivi. Je range donc tous les évacuans quelconques parmi les débilitans ; mais je crois devoir observer que les évacuans des premières voies peuvent encore être employés pour entraîner des matières hétérogènes, qui séjournant dans ce siége, donnent lieu à des maladies vraiment gastriques. Au reste, dans ce cas, d'ailleurs assez rare, le but unique du médecin est de délivrer le corps d'un obstacle local qui le rend malade. C'est une épine qu'il faut arracher d'abord, sans faire attention à autre chose.

DÉBILITANS.

Règne minéral.

Le froid, et conséquemment l'eau froide (1).
L'eau ordinaire.
L'air humide et peu oxigéné.
Le tartrite acidule de potasse antimonié, en tant qu'il évacue.
Les purgatifs, en tant qu'ils évacuent.
La privation de la lumière.

DÉBILITANS.

Règne végétal.

Les alimens végétaux.
Les semences de lin.
Le nénuphar.
La guimauve.
La poirée.
Le bouillon blanc.
Le chiendent.

(1) Voyez la note sur ce prétendu tonique.

Les décoctions légères de bourrache et de buglose.

L'oseille.

L'alleluia.

La mauve.

La limonade, et autres boissons acidulées avec des acides végétaux.

Les fruits.

Les émulsions.

Les gommes adragant et arabique.

L'eau édulcorée avec les sirops de framboise, de groseille et de vinaigre.

Les purgatifs doux et moyens, comme évacuans.

Les vomitifs végétaux, en tant qu'ils évacuent.

DÉBILITANS.

RÈGNE ANIMAL.

La privation des alimens animaux.

Le petit-lait.

Le blanc de Baleine récent.

Les décoctions légères de poumon de veau et de poulet.

OBSERVATIONS.

J'aurais pu augmenter de beaucoup le nombre des débilitans du règne végétal, sur-tout si j'y avais fait entrer toutes ces plantes avec lesquelles on fait tant de tisannes insignifiantes. Toutefois la classe des stimulans est beaucoup plus riche que celle des débilitans. Aussi les maladies asthéniques sont-elles bien plus nombreuses que les sthéniques.

Il est de la sagesse du praticien de ne confier jamais à un seul remède la cure d'une maladie un peu grave. Il en doit employer plusieurs à la fois, ou les alterner selon les circonstances; mais son choix ne doit tomber jamais que sur des médicamens de la classe indiquée par la nature de la maladie ; c'est pourquoi s'il a à combattre la diathèse sténique, il pourra sans doute varier ses prescriptions; mais sans jamais sortir de la classe des débilitans ; et s'il traite une affection asténique, il ne quittera jamais les stimulans. Cette pratique, où l'on fait marcher de front, ou succéder l'un à l'autre plusieurs remèdes (de la même classe), est éprouvée, et pourroit passer en aphorisme. Il arrive souvent que des maladies chroniques résistent à certains médicamens, tandis qu'elles cèdent à d'autres dont on n'avait pas fait usage. Rien n'est plus utile dans ces circonstances que la variété dans les remèdes qu'on emploie.

Le grand principe du médecin doit être, comme je l'ai fait voir ailleurs, de fortifier dans les maladies asténiques ou de faiblesse, et d'affaiblir dans les maladies sténiques ou d'excès de vigueur ; et il ne doit jamais changer de marche dans le traitement, à moins que la maladie ne passe à un type opposé.

Il faut remarquer que quand je parle de sténie et d'asténie, je suis loin d'avoir en vue la rigidité ou le relâchement de la fibre, le *strictum* ou le *laxum* des méthodistes ; j'entends parler seulement d'un état général, ou manière d'être de tout le corps, que les causes qui le produisent, les circonstances qui le précèdent et l'accompagnent, enfin la nature des remèdes qui le guérissent, me font juger être nécessairement dans un de ces deux états dont j'ai parlé, c'est-à-dire, qu'il pèche ou par *excès* ou par défaut de force. Or, cette manière de voir n a rien de commun avec le système des méthodistes, comme on peut s'en assurer en lisant l'histoire de cette secte médicale; mais s'il en fallait donner une preuve péremptoire, il n'y aurait qu'à remarquer que les méthodistes classaient sous la rigidité de la fibre des maladies de faiblesse, et sous le laxum des maladies hypertoniques; et qu'enfin entre ces deux classes de maladies ils en admettaient une troisième qui était un état mixte. Or, quel rapport y a t-il entre ce système et la doctrine de Brown ? Car c'est au génie de ce grand homme que je dois la connaissance des principes dont je viens de faire l'application à la matière médicale. (1)

---

(1) Ce serait ici le lieu de placer quelques idées sur la force médicatrice de la nature, qui me paraît avoir un rapport assez direct avec la matière médicale; puisque selon la croyance commune elle tient éminemment lieu de tous les remèdes; mais ce que j'en voulais dire s'étant augmenté sous ma plume, je renvoie la discussion de ce point intéressant à la fin de mon ouvrage.

NOTE

SUR L'EAU CHAUDE.

Tout le monde est persuadé que l'eau chaude relâche et affaiblit, et personne ne s'avise seulement d'en douter, ni par conséquent d'examiner si cette croyance commune est fondée ou non. Ceux même qui ont à se louer des effets de l'eau chaude, les expliquent toujours selon le préjugé reçu, quoique un peu de réflexion suffise pour en reconnaître la fausseté. Les anciens, comme on le verra plus bas, paraissent avoir eu à cet égard des idées bien plus saines que les modernes; car parmi ceux-ci, il n'y a guères que Zimmerman, Marcard, et les partisans de la doctrine Brownienne, qui aient dérogé à l'opinion générale sur la propriété affaiblissante de l'eau chaude.

Des expériences faites sur des corps privés de vie, qui n'ont pas même été trouvées fidèles quand on a voulu les vérifier, servent de base à ce préjugé, l'un des plus enracinés en médecine. Cependant ces expériences sont citées avec complaisance par quelques auteurs, qui ont écrit sur les propriétés de l'eau; aussi certains médecins étrangers les appréciant à leur juste valeur, ne les ont-ils rapportées que pour les critiquer. En effet, chacune d'elles donne des résultats différens, et ce qu'elles ont de vrai ne fait rien à ce qu'on veut prouver par leur témoignage. J'ai plongé, comme quelques-uns d'entr'eux, une bandelette de basane et une autre de parchemin de 9 pouces 9 lignes de long, sur 13 de large, dans de l'eau chaude, qui a toujours été du 95 au 97.e degré du thermomètre de Fahrenheit. Je les y ai laissées une heure, et j'ai observé que la basane s'était allongée d'une ligne et demi, et le parchemin de trois lignes. Deux autres bandelettes, en tout semblables aux précédentes, coupées au même moment et de la même pièce, ayant été plongées aussi pendant une heure dans de l'eau froide, qui marquait le 45.e degré au même thermomètre; la bandelette de basane a paru moins imbibée que celle que j'avais fait macérer dans l'eau chaude; mais son allongement a été le même. La bandelette de parchemin, moins souple que celle que j'avais mise dans l'eau chaude, s'est pareillement allongée de trois lignes. Ainsi le résultat de mes expériences diffère de ceux qui ont été obtenus par différens médecins (voyez l'excellent ouvrage de Marcard sur les bains, qui m'a fourni une partie des vues que je propose); sur quoi il y a plusieurs observations à faire.

Il faut remarquer premièrement qu'il y a une grande différence entre la peau du corps vivant et un morceau de cuir ou de parchemin; mais une réflexion sur laquelle on ne saurait trop insister, c'est qu'on est aussi peu fondé à soutenir que l'eau chaude affaiblit nos parties en les gonflant, qu'il est faux qu'elle relâche la peau, même des animaux privés de la vie, comme on l'a soutenu unanimement. Les cadavres qu'on plonge dans de l'eau chaude, ne présentent point les phénomènes qu'offrent les corps vivans soumis aux mêmes expériences. Celles qu'on a faites sur le cuir ne prouvent pas mieux la propriété relâchante de l'eau chaude, puisque l'eau froide a donné les mêmes résultats. Si dans quelques affections morbifiques, l'eau chaude procure la souplesse, ou comme on dit, le relâchement de la peau, elle ne le fait qu'en rappelant le corps à son état naturel. Quant au gonflement de nos parties, il ne peut-être regardé comme l'effet d'une propriété relâchante ou affaiblissante. C'est la remarque de Stevenson et de Marcard. La colère, une nouvelle agréable, le mouvement, le vin, et les liqueurs stimulantes, l'opium sur-tout, etc. produisent le même effet. Le gonflement et la raréfaction ne sont pas non plus l'effet de l'action expansive du calorique, comme quelques-uns l'ont imaginé. Tous ces phénomènes sont évidemment produits par l'opération stimulante du calorique, sur le système vivant, et il n'en faut point chercher d'autre cause. Ce qui le prouve, c'est que l'atmosphère que nous appellons chaude, quoique moins élevée en température que notre corps, donne lieu au gonflement de nos parties, et à la raréfaction des liqueurs, aussi bien qu'en Syrie et au Sénégal, d'où il faut nécessairement conclure que la chaleur n'agit point sur notre corps comme sur les corps inertes. Pareillement l'eau chaude, à ce degré qui dilate, dit-on, et raréfie, c'est-à-dire, depuis environ le 87 jusqu'au 90 degré du thermomètre de Fahrenheit, loin de raréfier les parties de notre corps, devrait au contraire les condenser, puisque cette chaleur est au-dessous de celle du système. Tout cela démontre que l'action du calorique sur le corps vivant, n'est pas du tout celle qu'on lui attribue en physique. Chez les individus attaqués de fièvre intermittente, la chaleur s'élève bien au dessus de de l'état ordinaire, puisque selon les observations de Haën et de Haller, elle arrive jusqu'au 108.e degré du thermomètre de Fahrenheit, même pendant la période du froid; donc, 1.° les explications physiques des effets de la chaleur sur les corps inanimés, ne sont point applicables à ceux qu'elle produit sur l'économie animale; 2.° la force de la machine vivante ne saurait être attachée à la rigidité de la fibre, comme c'est l'opinion commune; puisqu'il est manifeste que dans la période du froid, les fébricitans sont bien plus faibles que dans celle de la chaleur.

Si l'on observe attentivement les effets de l'eau chaude, on verra que les personnes faibles sont visiblement corroborées par son usage. Des femmes et des vieillards infirmes, des individus de tout âge et de tout sexe, d'un tempérament faible ou d'une santé détériorée, restant deux, quatre, et jusqu'à six heures dans un bain d'eau chaude, en sortent plus gais, plus vigoureux, et guérissent souvent par ce moyen. Or, si l'eau chaude affaiblissait ou relâchait, comme on le prétend, tous ces individus devraient

nécessairement tomber de plus en plus dans l'atonie.
» D'après l'opinion reçue, dit M. Marcard, on de-
» vrait penser que des bains aussi longs, relâchent
» et affaiblissent, mais c'est le contraire qui arrive.
» Les malades les plus faibles y reprennent la santé
» et les forces, et ce qu'il est essentiel de remarquer,
» c'est que l'eau où l'on se baigne le plus long-temps,
» ne contient aucun principe étranger ». Aussi ce savant médecin, qui a fréquenté les bains les plus renommés de l'Europe, et qui a dirigé très-long-temps ceux de Pyrmont, ne croît-il pas à la prétendue propriété affaiblissante de l'eau chaude. Bien plus, il a prouvé incontestablement qu'elle fortifie. Il assure avoir entendu dire à des milliers de baigneurs d'un corps débile, qu'ils se sentaient plus forts le jour du bain. Falconer, médecin de Bath, fait la même observation. Enfin, l'effet stimulant ou fortifiant de l'eau chaude est si souvent exposé à nos yeux, qu'on ne peut comprendre comment les médecins sont restés si long-temps dans l'erreur de la croire affaiblissante. Le moyen de concilier cette théorie sur l'eau chaude, avec ce que nous apprend l'expérience! La première dit que les bains chauds relâchent ou affaiblissent, et l'expérience crie à haute voix qu'ils fortifient et donnent du ton; comment concilier l'opinion avec les faits; mais plutôt pourquoi ne pas se servir des faits pour corriger l'opinion ?

Si nous consultons l'histoire, nous verrons que les anciens peuples étaient loin de partager notre erreur sur les bains chauds; c'est un des premiers remèdes dont on ait fait usage en médecine. Melampe, qui vivait 1380 ans avant J. C., fut le premier qui l'employa. Il fit baigner les filles de Prœtus dans une fontaine d'eau chaude, appelée clitorienne. Médée, qui vint quelque cent ans après, donna la plus grande célébrité aux bains chauds. Elle passait pour avoir rendu vigoureux et robustes les corps les plus faibles et les plus délicats, ce qui fit croire au peuple, qui voyait un grand appareil de chaudières, d'eau et de bois, que Médée faisait cuire les hommes qu'elle voulait rajeunir.

Les Grecs et les Romains, qui faisaient un si grand usage des bains chauds, n'ont jamais témoigné penser qu'ils fussent débilitans. Quelques grands hommes, il est vrai, tels qu'Hippocrate, Suidas, Columelle, etc., ont flétri de leur censure la molesse qu'entraînait l'usage des bains; mais il est essentiel de remarquer qu'ils n'ont parlé que de leur abus, ainsi que des désordres et des débauches qu'ils traînaient à leur suite; car les anciens étaient d'ailleurs si éloignés de croire que les bains chauds affaiblissent par eux-mêmes, qu'au rapport d'Athenée, toutes les eaux chaudes qui servaient aux bains étaient consacrées à Hercule, et que les bains chauds s'appelaient du nom de ce demi dieu, *balnea Herculea*. Eh ! ne sait-on pas que selon la fable, dont l'écorce couvre toujours une vérité, ce héros prenait pour réparer ses forces, non des bains froids, mais des bains chauds (1). Aristote, dans le panégyrique

(1) Dans la comédie des nuées d'Aristophane, traduite

d'Hercule, dit que les bains chauds portent le nom de ce héros. Enfin, les allégories, les médailles où il est représenté dans le bain, confirment la vérité que j'établis ; ce qui fait faire à M. Marcard cette remarque, aussi solide que naturelle : » nous ne chargerons

---

par mademoiselle Lefevre, on trouve le dialogue suivant sur les bains.

L'injustice. Quelle raison as-tu de blâmer les bains chauds ?

La justice. Parce qu'ils sont très-pernicieux, et qu'ils rendent les hommes lâches.

L'injustice. Arrête ; car je vais tout à l'heure t'embarrasser si bien, que tu ne pourras échapper. Dis-moi lequel trouves-tu le plus brave des fils de Jupiter, et lequel, à ton avis, a fait les plus grands exploits ? Parle.

La justice. Je n'en trouve point de plus brave qu'Hercule.

L'injustice. Et où as-tu vu que cet Hercule se baignait dans des bains froids ? Cependant y a-t-il jamais eu un homme plus vaillant ?

Ibicus disait que Vulcain avait donné à Hercule des bains chauds. Un jour qu'Hercule était extrêmement fatigué du combat, Minerve lui montra des bains chauds sur le rivage de la mer, près des thermopyles. *Vid.* la trad. des nuées d'Aristophane, par mademoiselle Lefevre.

Quoique dans le dialogue qui vient d'être cité, l'injustice s'appuie sur un fait qui doit être avoué de tout le monde, il est clair que la justice a la raison de son côté, parce qu'elle ne blâme que l'abus des bains, et non les bains en eux-mêmes; comme il est aisé de s'en convaincre par d'autres passages de la même comédie, par celle de Plutus et d'autres pièces du même poëte, ainsi que par les autres ouvrages grecs, où il est parlé des bains.

» point, dit-il, des peuples judicieux et éclairés
» d'une aussi grande absurdité, que celle de consacrer
» au dieu de la force ce qu'ils auraient cru de nature
» à affaiblir ».

Nous ne dirons rien de l'eau chaude administrée à l'intérieur, parce qu'il n'est guères d'usage de l'ordonner ainsi toute seule. Il suit de tout ce qui précède qu'elle serait d'autant plus stimulante, qu'elle contiendrait plus de calorique; mais comme l'eau de sa nature est débilitante, elle réduirait les bons effets du calorique à peu de chose. Dans les maladies asténiques, toutes les boissons doivent être chaudes. Cette pratique a été mise en usage, avec le plus grand succès, par plusieurs grands médecins, entr'autres par l'illustre Franck.

Hippocrate a reconnu que l'eau moins élevée en température que notre corps, était fortifiante, et l'on voit dans plusieurs endroits de ses ouvrages, qu'il prescrivait les bains chauds dans des maladies de faiblesse. Dans le livre de la diète salubre, entr'autres, il conseille ces bains pour les jeunes enfans, et ajoute l'avis de les y laisser long-temps.

Galien dit que le bain tiède fortifie, et Baglivi pense que les Romains n'étaient si vigoureux, qu'à raison des bains d'eau chaude, dont ils faisaient usage. Paré, le restaurateur de la chirurgie française, ordonnait l'eau chaude à l'extérieur, et disait que ce remède *rendait les parties mieux nourries et plus charnues, et les refaisait.* Ce grand praticien la conseillait aussi pour ranimer des parties frappées de mortification.

Il est inutile d'ajouter que tout ce que nous venons de dire de la tonicité de l'eau chaude, doit s'appliquer absolument aux propriétés de la chaleur elle-même. Plusieurs philosophes ont regardé avec raison la chaleur comme un baume vivifiant qui féconde et anime tout. Selon l'expression du célèbre Pluche, c'est le vrai soutien de la vie ; c'est parce que le soles échauffe tout ce qu'il éclaire, qu'il l'appelle l'ame de la nature. L'immortel Buffon regardait aussi la chaleur comme l'aliment de la vie, et la source de la fécondité. Bruce dit qu'on a bien tort de croire que les bains d'eau chaude affaiblissent. Cet illustre voyageur se mettait dans le bain chaud pour réparer ses forces épuisées. Telles sont les vues saines que fournissent la raison et l'expérience sur les vraies propriétés de la chaleur. Consultons encore ces deux garants de la bonne physique, comme de la bonne médecine, sur la prétendue tonicité du froid, quoiqu'elle soit préjugée par tout ce qui a été dit sur la nature de la chaleur.

NOTE

SUR L'EAU FROIDE.

S'il y-a quelque vérité en physique, sur laquelle tout le monde doive tomber d'accord ; c'est sans sans doute celle-ci : que *le froid n'est qu'un être négatif*, c'est-à-dire, une *plus ou moins grande privation de calorique.* Le froid n'existe donc point dans la nature ; et ce mot est de pure convention, pour exprimer l'action d'une très-petite quantité de calorique. Plusieurs philosophes tels qu'Épicure, Lucrèce, Gassendi, Boyle, Lattire, Ramazzini, Musschenbroeck, ont admis, il est vrai, des particules frigorifiques ; mais ce dernier, qui a soutenu le mieux ce sentiment, ne nie point cependant que le froid ne soit pas un être négatif ; et ce n'est que pour expliquer les phénomènes de la congélation, qu'il a recours aux parties frigorifiques, dont l'existence lui fut d'ailleurs toujours contestée, et dont on ne parle plus aujourd'hui. Les physiciens modernes s'accordent tous à ne regarder le froid que comme une privation de calorique. Au reste, ils ne sont pas les premiers qui aient eu ces idées saines sur la nature du froid ; puisque déjà du temps de Plutarque, cette vérité fut vivement agitée par les philosophes. Quoi qu'il en soit, je n'insisterai pas davantage sur l'essence du froid ; je mets de côté ce qu'il est ou ce qu'il n'est pas, et je m'attache à ses effets, qui doivent nécessairement être avoués des deux partis. Je prétends, contre l'opinion commune, que les faits s'opposent à la prétendue tonicité du froid, et démontrent au contraire sa propriété débilitante. Eh ! comment la privation des choses nécessaires à la vie pourrait-elle corroborer ? Or, la chaleur est évidemment l'un des plus grands soutiens de notre existence. S'il en était, comme on le prétend, on pourrait établir, *à pari*, que la privation de la lumiere, de l'air, etc., est aussi un fortifiant ; ce qui est insoutenable.

Les effets du froid sont si constamment d'affaiblir, qu'il n'y a pas un seul cas où il agisse différemment.

L'usage que plusieurs grands médecins de ce siècle ont fait de l'eau froide pour s'opposer à l'inflammation dans des maladies locales, et la coutume des artistes vétérinaires, qui les emploient dans la castration des chevaux, nous fournissent la preuve démonstrative que l'eau froide est bien loin de posséder aucune vertu tonique. Personne n'ignore qu'on l'emploie dans les entorses, les contusions, les coups à la tête ; c'est une pratique très-commune. Mais si l'eau froide est tonique, comment n'aggrave-t-elle pas l'inflammation dans tous ces cas ?

Pour reconnaître les véritables effets du froid, que les partisans de sa tonicité s'exposent à sa bénigne influence. Ah ! si loin des sofas et des chambres

bres échauffées, si n'étant protégés par aucun abri, si, privés de vêtemens et de toute substance calorifique ou tonique, ils allaient en plein air observer les effets du froid, ils reviendraient bientôt de leur erreur. Qu'ils aillent pareillement, quoique robustes et vigoureux, passer un quart d'heure seulement dans les bains froids qu'ils ordonnent à leurs malades pour les corroborer, et qu'ils nous disent au sortir de ce restaurant, s'ils sentent leurs forces accrues? Ah! que l'affirmative sierait mal sur leurs lèvres tremblantes, et que toutes les parties contractées de leur corps grelottant, en fourniraient de tristes preuves! Si l'on observe, dans le bain froid, les personnes à qui on les ordonne, voit-on en elles le moindre signe qui annonce une augmentation de vigueur, ou plutôt ne présentent-elles pas manifestement un état d'atonie ou de faiblesse? Comment donc avancer après cela que l'eau froide est un fortifiant?

Mais, dira-t-on, des peuples très-vigoureux ont fait usage des bains froids. A cela je réponds que si les Lacédemoniens, par exemple, ainsi que certains peuples barbares, tels que les Celtes, ont fait usage des bains froids, comme le remarquent Aristote pour les premiers, et Plutarque pour les seconds, il ne s'ensuit nullement que ces peuples aient regardé l'eau froide comme tonique. Platon, dans sa république, propose aussi de s'exposer au froid, à la faim et à la soif. Mais pourquoi? C'est évidemment pour endurcir le corps à tout, à l'abstinence, à la douleur, aux alternatives du bien-être et de la souffrance, du plaisir et de la douleur, enfin pour l'accoutumer à braver la rigueur des saisons, le tourment des privations, et toutes les incommodités de la vie; mais on ne voit nulle part qu'ils aient été dans l'erreur, si commune aujourd'hui, concernant la prétendue tonicité du froid. Or, les alternatives du froid et du chaud, comme l'a reconnu Galien, sont très-propres à endurcir et fortifier le corps; ce qui était à peu près l'unique but de l'éducation que les Spartiates, entr'autres peuples, faisaient donner à leurs jeunes citoyens. Hippocrate attribue principalement aux changemens de température qu'éprouvent certains peuples de l'Europe, la vigueur dont ils jouissent. Mais ces faits prouvent-ils quelque chose contre la vérité que je veux établir sur la propriété débilitante du froid en général, et des bains froids en particulier? Vérité que la simple attention aux faits qui se passent sous nos yeux, rendra sensible à tous ceux qui ne seront point les esclaves aveugles et opiniâtres du préjugé contraire.

Il paraît certain, quoi qu'en aient dit quelques modernes, que les Romains n'employaient guères les bains froids, et que ce ne fut que vers le temps d'Auguste, que l'usage s'en introduisit chez ce peuple. Les auteurs racontent, comme une chose digne d'être remarquée, que le médein *Musa* guérit Auguste d'une maladie grave, par le moyen de l'eau froide. Du temps de Pline l'ancien on avait rarement recours à ce moyen; car il rapporte, comme une chose surprenante, et par manière de dérision, que le médecin *Charmis*, renversant la pratique des anciens, avait employé les bains d'eau froide.

Gilmetti, médecin de Mantoue, cité par Franck, a guéri des maladies sténiques par le seul usage des boissons froides. Plusieurs autres grands médecins ont employé, avec le plus grand succès, l'eau froide dans le même cas. Et pourquoi ne citerai-je point aussi à l'appui de ma proposition, l'aphorisme d'Hippocrate, que le froid est l'ennemi des nerfs, des chairs, des os, etc., et que le chaud est leur ami, et celui où ce grand maître dit qu'il faut employer le froid contre toutes les inflammations dont la phlogose est entretenue par un sang nouveau; que le froid noircirait les inflammations anciennes? N'est-il pas clair que cet aphorisme, *liv.* 5, ne veut dire autre chose, en dernière analyse, sinon que le froid est utile dans les inflammations *vraies*, et qu'il est pernicieux dans les inflammations *fausses*, c'est-à-dire, nerveuses ou asténiques? Galien ne s'élève-t-il pas contre l'usage des bains froids dans l'enfance, ne les conseillant que vers l'âge pubère? M. Dumas, savant professeur de l'école de Montpellier, a reconnu que le froid affaiblit les forces agissantes; mais il veut qu'il augmente les forces en puissance, ce qui signifie, dans le langage Brownien, que le froid affaiblit l'excitement, et qu'il accumule l'excitabilité, c'est-à-dire, qu'il rend le corps plus sensible à l'action des stimulus subséquens; d'où il suit que c'est, en dernier résultat, un débilitant. La source de l'erreur répandue concernant les propriétés de l'eau froide, vient de ce qu'après son application, la chaleur agit sur le corps avec plus d'énergie ; aussi presque tous les partisans de la tonicité du froid, dirigent-ils toutes leurs vues vers les moyens de ranimer la chaleur après les bains froids (1). Ainsi, lorsqu'ils procurent une augmentation de forces dans les personnes énervées, c'est évidemment à la chaleur subséquente qu'il faut attribuer, cet effet. « Une partie de ses effets avantageux » (de l'eau froide), dit M. Marcard, est, ce me » semble, l'effet d'une certaine réaction des forces » comprimées pendant un certain temps, agissant » ensuite avec une énergie d'autant plus grande. » Cette règle est générale dans le monde physique » comme dans le monde moral ; mais cela ne peut » exister, s'il n'y a force réelle préexistante. » Brown dit que lorsque l'excitabilité a été très-peu mise en action, elle est d'autant plus sensible aux

(1) Si, comme cela se voit journellement, on prescrit en même temps que les bains froids, le bon régime et des médicamens fortifians, tels que le vin, le quinquina, les martiaux, est-il étonnant qu'on puisse récupérer des forces pendant l'usage de ces sortes de bains ? Mais comment ne pas voir que ce dernier moyen n'a alors aucune part à l'augmentation des forces qu'on a obtenues, et que puisque le médecin se proposait de corroborer directement, il n'avait aucune raison d'employer ce moyen, et qu'il en avait au contraire de ne l'employer pas.

stimulus qui lui sont appliqués ensuite ; mais il observe que dans les asténies directes, il faut bien se garder d'affaiblir encore davantage l'excitement, sous prétexte de rendre l'excitabilité plus sensible aux stimulus subséquemment employés. L'omission de cette règle importante pourrait devenir funeste. Le docteur Bosquillon dit, comme Marcard, que les effets toniques du froid sont dus à une réaction ; ce qui ne va certainement pas à établir ou confirmer la tonicité du froid.

Les effets débilitans du froid se manifestent jusques sur les végétaux qu'il fait quelquefois mourir. Or, ce n'est point en gelant les liqueurs, ni en resserrant la surface du corps, que le froid tue les animaux et les plantes ; mais bien en les affaiblissant, c'est-à-dire, en les empêchant d'être assez excités pour vivre. Un grand nombre d'expériences, et particulièrement celles de Hunter et de Spallanzani, ainsi que les considérations de Brown, de Franck, de Veickart, ne laissent aucun doute sur cette vérité.

L'effet astringent du froid, qui diminue le volume de nos parties, ne prouve nullement sa tonicité ; car la terreur, le chagrin, une fâcheuse nouvelle, et en général toutes les passions tristes, produisent les mêmes résultats. Dira-t-on que ce sont autant de toniques ?

En 1709, deux mille soldats de Charles XII, ayant été surpris par le froid, tombèrent dans un engourdissement et un sommeil dont la mort fut le terme. Au rapport de Sauvages, nos troupes revenant de Prague se sentaient, par l'action du froid, un tel penchant au sommeil, qu'un grand nombre se couchaient sur la neige, et quel que fut le lieu où elles se trouvaient. La plupart de ceux qui s'endormaient ainsi, en cédant à l'engourdissement causé par le froid, perdirent la vie en cet état. Il n'est personne qui ne sache qu'on peut mourir de froid, et qui ne connoisse des exemples de cette vérité. J'ai vu, dans l'hyver de 1799 que j'ai passé en Allemagne, un grand nombre de soldats, ou mourir, ou perdre leurs membres, par la bénigne influence du froid, et peu s'en est fallu que je ne fusse moi-même victime de sa prétendue tonicité. Ce ne fut qu'avec les plus grandes précautions, et par l'introduction graduée du calorique dans mon corps, que je sortis de l'état mortel où le froid m'avait jeté. Tout cela est connu, dira-t-on. D'où vient donc qu'on persiste dans un préjugé que combattent également les faits et la raison ? Qui peut nier, en effet, qu'on ne se sente moins fort, dès que le froid commence à s'emparer du corps ? Et, d'un autre côté, qui ne voit qu'une certaine quantité de calorique étant nécessaire aux forces qui constituent la santé, plus on sera en deçà de ce degré, plus le froid qu'on éprouvera sera intense, et par conséquent plus aussi les forces vitales seront diminuées. Que si dans les grandes chaleurs d'été on se sent affaibli, cela vient, non d'une propriété débilitante de la chaleur, que n'avouera jamais la saine physique; mais de ce que le stimulus de la chaleur est appliqué au système en trop grande quantité, ce qui amène la faiblesse indirecte, en conséquence d'un excitement excessif; c'est ainsi qu'un ivrogne est affaibli après une trop abondante boisson de vin, tandis qu'une quantité modéreé de ce stimulant aurait réparé ou augmenté ses forces.

Le froid agit donc toujours en débilitant; mais, comme tel, il peut quelquefois augmenter les forces, en diminuant l'excitement trop énergique qui cause la maladie; et alors il agit comme les saignées et les autres évacuans dans la péripneumonie et les autres maladies sténiques, en diminuant les forces de la machine. Ainsi, loin qu'on puisse alléguer en faveur de la tonicité du froid, les cas où, à la suite de son application, on se sent corroboré, un peu d'attention fait voir clairement qu'ils ne font que confirmer ce que nous en disons.

RÉFLEXIONS

SUR LA FORCE MÉDICATRICE

DE LA NATURE.

Depuis les premiers âges de la médecine, on invoque, dans le traitement des maladies, cette célébre force médicatrice de la nature, à laquelle on a de tous les temps confié la cure de toute sorte de maux, comme à une divinité, tutélaire et conservatrice du corps humain. C'est *l'ultima ratio medicorum*, le premier et le dernier moyen curatif, le spécifique universel de toutes les affections morbifiques. Également sage, habile, intelligent, j'ai presque dit infaillible, cet être veille sans cesse au bien du corps vivant, dont il esr occupé sans relâche à éloigner tout ce qui altère en lui ce bon état qu'on appelle santé. Mais que faut-il penser de cette merveille? Existe-t-elle réellement dans la nature, ou bien n'est-ce qu'une belle chimère ? C'est ce que je me propose d'examiner ici.

Je ne m'arrêterai pas à considérer si l'opinion sur la force médicatrice de la nature a pu être utile dans l'enfance de l'art, où la circonspection de la méthode expectante était si nécessaire pour diminuer du moins les dangers des premiers essais de Clinique. Quoi qu'il en soit, il paraît certain que ce sont les exemples mal analysés de guérison obtenue sans l'intervention du médecin, et sur-tout dans des cas déclarés incurables, qui ont établi ou du moins accrédité l'idée aussi commode que gratuite de la force médicatrice. Mais un peu d'attention à la nature des choses fait aisément appercevoir, selon la pensée aussi solide qu'ingénieuse d'Hippocrate, que si l'on a guéri quelquefois sans le secours du médecin, cela n'a jamais pu arriver sans celui de la médecine. Or, la médecine est nécessairement aussi ancienne que les premiers maux qui ont assailli le corps humain; puisqu'aussitôt que l'homme en a été atteint, il a dû chercher à s'en délivrer, en employant le contraire de ce qui le rendait malade; le froid quand il avait chaud, le chaud quand il avait froid, les alimens quand il avait faim, *et vice versâ*, etc.; par où l'on voit que pour avoir obtenu des guérisons sans l'intervention du médecin, ce n'était pas une raison de conclure l'existence d'une force médicatrice, qui avait ramené la santé; puisque celle-ci était due sans contredit à l'action des stimulus nécessaires à la vie, la chaleur, l'air, les alimens, les passions agréables de l'ame, etc. etc., appropriés au besoin du système; car il a toujours été de toute impossibilité que la santé se rétablit, avant que la cause de la maladie eût été détruite. La force médicatrice a-t-elle jamais guéri un affamé tant qu'on ne lui donnait point d'alimens ? Un homme transi de froid et morfondu, tant qu'on ne lui rendait pas le baume de la chaleur? etc. Que s'il a fallu, comme il est incontestable, que les contraires fussent opposés aux contraires, pour faire cesser une maladie quelconque, quelle part peut prétendre aux guérisons qui sont le résultat de cette opération, la prétendue force médicatrice?

Il paraît, par plusieurs passages d'Hippocrate, qu'il était loin de penser que la nature pût se suffire à elle-même pour guérir les maladies. Il ne veut pas qu'on fasse honneur d'aucune guérison à la bonne fortune. Car, dit-il, ceux qui se vantent d'avoir été guéris sans médecin, mangent ou se privent d'alimens, prennent certaines boissons, et font, en un mot, ce que le médecin auroit ordonné lui-même. Cela ne revient-il pas clairement à ce que j'établis, qu'une maladie ne saurait guérir sans l'opération des choses capables de la détruire, et que le malade abandonné à la force de la nature, c'est-à-dire, à la bonne fortune, ne pourrait se rétablir? Si Hippocrate avait pensé que la nature guérit les maladies, il aurait été évidemment en contradiction avec lui-même, puisqu'il aurait dit en d'autres termes, qu'un malade peut guérir sans rien faire contre son mal, opinion qu'il s'attache à réfuter. N'est-il pas de la dernière évidence qu'une maladie ne saurait guérir tant que le système reste sous la dépendance de la cause morbifique qui en a dérangé l'équilibre? Mais une réflexion qu'il est bien surprenant qu'on n'ait point faite, c'est que le corps n'est atteint de maladie, que parce qu'il n'a pu résister à l'action morbifique des puissances excitantes ; et l'on voudrait qu'il triomphât de ces mêmes causes nuisibles, lorsqu'elles ont multiplié leurs ravages, qu'elles ont acquis plus d'intensité, et que le système a perdu une grande partie de ses forces ; car telle est la contradiction que renferme l'opinion sur la force médicatrice.

L'excitabilité, ou si l'on veut le principe vital, ne peut rien en soi, et a besoin d'être mû par l'action des puissances excitantes, pour produire les phénomènes de la vie.

Ce principe n'est absolument que ce que ces agens le font être ; et c'est un fait qui est à la portée de tout le monde. Une certaine quantité de stimulus nous est nécessaire pour la santé. Le corps vient-il à en éprouver la privation partielle, il tombe malade par faiblesse ; voilà la première forme des maladies universelles. Ces mêmes stimulus, qui dans un degré convenable produisent la santé, excèdent-ils ce degré ? Ils excitent trop le système, et le jettent dans des maladies par excès de vigueur. Seconde forme des maladies universelles. Voilà assurément un exposé aussi simple que fidèle de ce qui se passe dans le corps humain, et de ce dont nous faisons tous les jours l'expérience. Mais, dans ces divers états, quel rôle joue la force médicatrice ? Le corps devient fort ou faible ; il est malade ou en santé, au gré, si je puis ainsi parler, de tous les agens qui l'environnent, sans que cette mystérieuse puissance donne la moindre preuve de son existence. A quelle marque donc peut-on la reconnaître, puisque tous les phénomènes de la vie sont produits visiblement sans sa participation, et en dépit même de son opposition? Car la chose en est réduite à ces termes : en sorte que quand on accorderait qu'elle existe, ses partisans n'en seraient pas plus avancés, puisque nous venons de voir qu'elle serait toujours réduite à un rôle purement passif, qui serait également inutile et ridicule.

Lorsqu'un excès d'excitement a produit une maladie sténique, le malade ne saurait guérir tant que le même degré d'excitement dure encore ; il faut donc le diminuer pour le ramener au degré convenable à la santé.

Or, cette opération, encore une fois, est purement physique, puisqu'elle consiste dans la diminution du stimulus, et qu'à moins que cette force médicatrice, qu'on croit si sage et si intelligente, ne fut encore magicienne, elle ne saurait éluder cette loi.

Souvent le seul changement d'air ou de climat a guéri des maladies qui avaient résisté à tous les efforts de l'art. C'est ainsi que les habitans des pays où l'air est froid et humide, et qui tombent, par cette double influence, dans des maladies de langueur, viennent recouvrer la santé dans nos contrées, et qu'ils sentent renaître leurs forces dès qu'ils y ont mis le pied. Il est très-probable que si les habitans des bords du Phase, dont parle Hippocrate, comme d'un peuple mou et sans vigueur, étaient passés dans les pays où il dit que les hommes étaient robustes, ils seraient devenus comme ces derniers. Hippocrate a dit encore, et beaucoup de médecins ont répété après lui, que l'été guérit les maladies de l'hiver : dira-t-on que c'est la force médicatrice qui fait cette cure ? Qui ne voit qu'elle n'a lieu que par le rétablissement des forces que le froid diminue, et que le chaud augmente? Souvent on conseille aux malades atteints de fièvres quartes automnales, de se borner à un régime soigné, en attendant le retour de la belle saison ; après quoi, s'ils viennent à guérir, comme cela arrive assez souvent, on dit que c'est l'ouvrage de la nature. Quel langage ! C'est l'effet du bon air et de la chaleur que la nouvelle saison amène avec elle, ainsi que des bons alimens dont on fait usage. Les pauvres gens guérissent quelquefois leurs fièvres en s'exposant à la chaleur du soleil ; et en général, les personnes peu aisées guérissent leurs maux sans remèdes ; ce qui est l'effet, non de la prétendue force médicatrice, mais de ce que ces gens là se nourrissent mieux en maladie qu'en santé ; car le peuple ne ménage rien dans ces circonstances, autant que ses facultés peuvent le lui permettre, et il est à remarquer qu'il est fort porté à faire boire et manger les malades.

Une chose digne d'observation, c'est que les médecins qui célèbrent le plus la force médicatrice, sont souvent ceux qui ordonnent les remèdes avec plus de profusion. Ainsi, tout en disant que la nature guérit seule les maladies, et qu'il faut suivre les principes d'Hippocrate qui consacrent cet axiome, ils emploient quelquefois, dans l'espace d'un mois, plus de saignées et de purgations, que le père de la médecine n'en administra peut-être dans toute sa vie.

Mais parmi les médecins qui invoquent la force médicatrice, il en est qui, plus confians en son pouvoir, attendent tout de sa seule opération; et s'abstenant, le plus qu'ils peuvent, d'y mêler leurs efforts, n'ordonnent que peu de remèdes. On sent que je veux parler de ceux qui font la médecine appelée *expectante*. Lorsqu'à la suite d'un traitemeut de ce genre, leurs malades se rétablissent, ils ne manquent pas d'attribuer ce succès à la force médicatri ce; ce qu'ils regardent comme démontré par le peu d'usage qu'ils y ont fait de la matière médicale, ne s'appercevant point, ou paraissant ignorer, que les stim ulus qui soutiennent la vie, ont toujours agi plus ou moins sur l'excitabilité; car cette classe de médecins, si avare de prescriptions médicales, fait une scrupuleuse attention au régime, qui peut tout seul, comme cela se sent, rétablir la santé dans plusieurs cas. Que penser après cela des nombreuses observations qu'on cite en l'honneur de la nature? Lorsqu'en n'ordonnant que de pilules secrètes, qui sont reconnues pour n'avoir aucune vertu, on a obtenu d'heureux résultats, on n'a pas pris garde que les stimulus ordinaires agissaient plus ou moins sur le corps; et l'aveuglement est si profond à cet égard, que même en faisant concourir ces agens au traitement, on n'en tient aucun compte dans le jugement de la cure. Car ne recommande-t-on point, dans ces cas, les nourritures succulentes et de facile digestion, le bon air, la promenade à pied ou à cheval, les divertissemens, etc. ? Or, tous ces moyens et leurs semblables peuvent quelquefois suffire pour la guérison ; d'où il est nécessaire de conclure que ces deux espèces de pratique médicale ne prouvent pas plus l'une que l'autre l'existence de la force médicatrice.

On dit que le ministère du médecin se borne à aider la nature ; mais c'est avouer tacitement que la nature ne peut rien par elle-même, puisqu'elle a besoin d'être aidée ; ce qui la confondrait avec l'excitâbilité ou le principe vital, qui ne peut rien par lui-même, et dépend absolument de l'action des stimulus, soit physiques, soit moraux, et rameneraitt cette opinion aux principes que je m'attache a établir ; car l'expression *aider la nature*, ne peut signifier autre chose, sinon qu'il faut agir convenablement, c'est-à-dire, comme le besoin du corps le réclame ; mais un peu d'attention à la nature même de la chose, fait voir clairement que puisque le corps est dans un état morbifique, il y a indication de l'en retirer d'une manière ou d'une autre, et nullement de le livrer à la force médicatrice, c'est-à-dire, à la bonne fortune.

Je conviens qu'Hippocrate, selon ce que nous lisons de sa pratique, a abandonné souvent ses malades à la nature. Mais que dire à cet égard, sinon qu'il n'était pas d'accord avec lui-même, puisque d'un côté, il appelait livrer les malades à la bonne fortune, ne rien faire pour les guérir; et que de l'autre, il laissait les siens à la merci de leur sort: pratique qui allait moins à les empêcher de mourir, qu'à lui apprendre comment ils mouraient; ce qu'il eût souvent occasion d'observer, puisqu'il y eut peu de ces malades soignés par la nature, qui ne périssent entre les mains de cette dernière.

Mais, dira-t-on, ne voit-on pas dans beaucoup de cas morbifiques, des mouvemens intérieurs suscités par la nature, pour débarraser le système de certaines matières nuisibles, comme cela s'observe lorsque des miasmes se sont introduits dans le corps? Je réponds qu'on se méprend encore ici comme en d'autres circonstances, en attribuant à la nature, ce qui est un effet des puissances nuisibles. Ces miasmes introduits dans le corps agissent comme tous les stimulus, qui, exerçant une trop forte ou trop faible action sur la machine vivante, en dérangent l'ordre et l'économie. Ils stimulent excessivement, comme dans la petite vérole, la rougeole, etc.; ou bien ils débilitent, comme dans certaines fièvres intermitentes ou putrides, etc.: dans le premier cas ils donnent lieu à une maladie sténique, et dans le second à un état asténique. Quelle raison y a-t-il d'avancer que les mouvemens morbifiques qu'on remarque dans les fonctions du corps, soient les moyens dont se sert la nature pour se débarrasser de ces miasmes? Pourquoi aller chercher loin une cause occulte, lorsqu'on qu'on a comme sous la main une cause connue. Les miasmes étant introduits dans le corps, y jettent le désordre, en augmentant ou en diminuant l'excitement à un degré morbifique. Les phénomènes dont on veut faire honneur à la nature, sont tout simplement l'effet physique de l'action du miasme ; et ils ont lieu pareillement dans toutes les autres maladies produites par les causes ordinaires. Qu'on s'expose tout d'un coup à la chaleur, après avoir été engourdi par le froid, et il surviendra un état morbifique, qui s'annoncera par le même désordre. N'est-il pas de la dernière évidence que c'est un pur effet du stimulus excessif de la chaleur ? La faim, les évacuations sanguines abondantes, etc., ne produisent-elles pas aussi des nausées, des vomissemens, des douleurs internes et externes, des spasmes, la fièvre et tous les signes qu'on regarde comme appartenant à la putridité ? Est-ce encore là l'ouvrage de la nature ?

C'est, de même, sans aucun fondement qu'on a avancé que les bubons, les dépôts, les métastases, etc., sont l'effet des soins de la nature. L'organisation et le méchanisme du corps rendent facilement raison de tous ces phénomènes, qui d'ailleurs se manifestent indifféremment dans les maladies produites par un miasme, comme dans celles qui proviennent d'une autre cause.

Mais, dira-t-on, comment expliquer ces évacuations qu'on nomme critiques, et qui terminent heureusement les maladies ? Ce sont des signes que l'excitement, ramené vers le degré qui constitue la santé, régularise les fonctions vitales qui étaient auparavant troublées ou interrompues. Or, dans tous ces changemens, que fait la nature (quoi qu'on entende par ce mot) ? Elle suit l'impression des agens qui ont amené la guérison, comme elle s'était résignée à celle des puissances qui avaient produit la maladie. C'est un être si docile et si modeste, que sa volonté et son pouvoir ne sont connus que par ouï-dire, et qu'il garde toujours l'incognito.

Le corps vivant est constitué de manière a produire tous ces phénomènes qu'on attribue à la force médicatrice, selon les différens degrès d'excitement que les stimulus produisent dans le corps humain. La nature n'y a pas plus de part qu'aux secrétions et excrétions, à la respiration, aux mouvemens du cœur, etc., dont l'exécution n'est qu'une conséquence de l'organisation animale. Si cette constitution du corps est ce qu'on entend par force médicatrice de la nature, comment a-t-on pu en faire un être qui agit par lui-même, tandis qu'elle ne fait, si je puis parler ainsi, que ce que lui commandent les puissances excitantes. Au reste, qu'elle idée qu'on s'en forme, et de quelle dénomination qu'on la décore, tout le zèle de ses partisans ne pourroit la soustraire à cette servitude.

Si le poumon, participant éminemment à l'éréthisme général du corps, est attaqué d'une toux qui ne soit point accompagnée de crachats, on rétablira l'expulsion de l'humeur muqueuse, par la diminution de l'excitement dont l'excès supprime cette fonction ; ce qui fait voir que l'expectoration est une conséquence du rétablissement du malade, et non un effort de la nature; de même, lorsque la faiblesse donne lieu à une excrétion surabondante, telle qu'on l'observe dans l'asthme humide et la ptisie pituiteuse, les toniques en augmentant l'excitement, c'est-à-dire, en fortifiant tout le système, et par conséquent le poumon, la diminueront efficacement. Or, dans tous ces cas, que fait la nature? Encore une fois elle reçoit toutes les sortes d'impulsion qu'on veut bien lui donner, et n'oppose jamais la plus petite résistance.

Les goûts du malade, qu'on ose citer en preuve des soins prévoyans de la nature, peuvent être retorqués contre elle avec le plus grand avantage; car les malades ont souvent de l'appétence pour les choses qui leur sont nuisibles, et de l'aversion pour celles qui conviendroient à leur état.

Examinons maintenant quelques faits qu'on allégue en preuve de l'existence du pouvoir et de la bienfaisance de la nature, et formons-en trois objections.

1.° *Les maladies de l'enfance guérissent souvent d'elles-mêmes à l'âge pubère.*

2.° *Des maladies phlogistiques ont été guéries sans remèdes.*

3.° *Des maladies chroniques, pour la guérison desquelles on avait inutilement épuisé toutes les ressources de l'art, ont disparu ensuite sans le secours d'aucun médicament.*

PREMIÈRE OBJECTION. Les maladies de l'enfance guérissent sans remèdes à l'âge de puberté.

RÉPONSE. L'enfance est une période de la vie, où l'excitabilité est accumulée, parce que les puissances excitantes n'ont agi que faiblement. L'homme est alors dans un état de faiblesse directe, ce qui est reconnu par les meilleurs physiologistes. Mais la guérison des affections morbifiques de l'enfance est si peu l'ouvrage de la force médicatrice, à l'âge pubère, qu'elle est due uniquement au développement des forces, produit par l'action du stimulus, qui a sans cesse entraîné le corps vers cet état, et sans laquelle tous les phénomènes vitaux seraient nuls à cette époque, comme à toutes les autres de la vie. Voilà sans contredit une vérité physique, qu'il est impossible de révoquer en doute. Si donc à l'âge pubère on ressent, aussi bien que dans tous les âges, l'impression des agens timulans, qu'elle raison a-t-on d'attribuer à une autre cause, ce qui se passe à cette époque; la faiblesse du système est la cause des maladies de l'enfance, et cette cause est détruite de plus en plus, à mesure que cette période de la vie s'écoule pour faire place à une autre, où les stimulus opèrant plus fortement sur le système, produisent un excitement énergique, et par là font disparaître en même temps la faiblesse et les maux qui en étaient l'effet. Ainsi la guérison des maladies de l'enfance, à l'époque de la puberté, est due aux mêmes agens qui produisent celle de toutes les affections asténiques dont l'homme peut être atteint. Car aucune maladie de faiblesse ne saurait guérir, que par une augmentation d'excitement; or, en quoi consiste le changement amené par l'âge pubère, si ce n'est dans un plus grand excitement ? Et qu'est-ce qui produit l'excitement, si ce n'est le stimulus ? N'est-il pas étrange que l'on coure toujours après des causes occultes, et qu'on ferme les yeux sur celles qui agissent visiblement sur le corps vivant, et ne s'en séparent jamais ? Qu'à donc fait la nature en faveur de l'enfant malade ? Elle était si impuissante à son égard, qu'elle a passé docilement par tous les états que lui ont fait subir les stimulans, depuis la plus grande faiblesse, jusqu'au degré de vigueur qu'ils impriment au système lors de l'âge pubère.

SECONDE OBJECTION. Des maladies phlogistiques ont été guéries sans remèdes.

RÉPONSE. La raison veut d'abord que les malades atteints de phlogose, n'aient pu guérir qu'en cessant d'être exposés aux causes sténiques, c'est-à-dire, à l'action excessive des puissances stimulantes. Donc ce n'est pas à la force médicatrice, mais à la diminution dans l'opération de ces agens, qu'il faut attribuer la cure. Je veux qu'on n'ait employé ni saignées, ni purgatifs; mais le malade a été mis à la diète et à l'usage des boissons aqueuses, enfin à un régime, comme on dit, rafraîchissant. Or, ces moyens peuvent quelquefois suffire pour guérir des maladies sténiques légères. Mais dans le cas où la diathèse serait violente, cette pratique ne pourrait pas empêcher le passage à l'état de faiblesse indirecte ; ce qui exposerait le corps au danger le plus imminent, ainsi qu'on le voit dans les maladies phogistiques graves, où l'on néglige d'employer les remèdes débilitans.

La question se réduit à savoir si l'art du médecin consiste à employer les moyens les plus propres à sauver les malades, ou s'il se borne à les livrer au danger qu'ils courent évidemment. Un homme est tombé dans un gouffre où il est exposé à perdre la vie. L'indication, dans cette circonstance, est-elle de fournir à cet homme tous les moyens capables de le tirer du péril présent où il est engagé, ou bien lui convient-il mieux de l'abandonner à sa bonne fortune ? La réponse est facile à faire. Mais je vais plus loin ; cet homme parvient à se sauver seül et sans aide. Eh bien ! que conclure de là ? Cet heureux événement fait-il que cet homme n'ait couru le plus grand danger ; qu'il ne fallût point lui donner du secours, et *qu'il se soit sauvé sans l'opération de quelques moyens physiques* ? Disons de même que si des maladies phlogistiques ont guéri sans remède, cela n'a jamais pu arriver, sans que leur cause fût détruite par un agent physique, et que par conséquent c'est sans la moindre raison qu'on attribue ce résultat à la nature.

TROISIÈME OBJECTION. *Les maladies chroniques guérissent quelquefois d'elles-mêmes.*

RÉPONSE. Les maladies chroniques, qu'il est si souvent difficile de guérir, proviennent, ou d'une lésion organique, ou bien elles consistent uniquequement dans une très-grande faiblesse. Nous ne parlerons que de cette dernière espèce, parce qu'elle seule appartient à notre objet.

Dans les affections chroniques, les solides sont sans force, et les humeurs sans énergie, ou, comme on dit, fort appauvries. On ne saurait parvenir à les guérir que par la méthode corroborante, accompagnée de la plus grande prudence, parce que le corps ne peut supporter d'abord qu'une petite quantité de stimulus. Cette inertie de la machine est souvent portée à un degré alarmant, par l'abus des évacuans et des autres débilitans, qu'on a trop familièrement coutume de prescrire; j'en ai vu plusieurs exemples. Que fait dans cet état de choses le médecin sage et prudent? Il recommande le bon régime, l'exercice, le changement d'air, les divertissemens, et autres moyens semblables, dont l'effet est toujours de stimuler, et de produire un excitement plus ou moins considérable.

Insensiblement, et par l'augmentation graduellement convenable de tous les stimulus appropriés à l'état morbifique, l'appetit renaît, et les forces augmentent, jusqu'à ce qu'enfin le malade recouvre plus ou moins parfaitement la santé. Voilà incontestablement la cause de la guérison dans les maladies chroniques. Elle est due aux puissances excitantes, dont l'action plus ou moins forte est inséparable de la vie.

Telles sont, en abrégé, les vues que j'avais à proposer sur la force médicatrice de la nature, et par lesquelles j'ai cru qu'il était assez naturel de conclure mon essai sur la matière médicale. La manière dont je les présente, se ressentira peut-être de la hâte avec laquelle j'ai été obligé de les traiter. Mais j'espère qu'on y reconnaîtra toujours la même solidité de principes et la même exactitude de doctrine qui ont été mes guides dans tout le cours de cet ouvrage.

FIN.

A TOULOUSE,

Chez Bellegarrigue, Imprimeur-Libraire, grande rue et vis-à-vis les Carmes, sect. 6, n.° 114.

www.ingramcontent.com/pod-product-compliance
Ingram Content Group UK Ltd.
Pitfield, Milton Keynes, MK11 3LW, UK
UKHW021543260726
13993UKWH00002B/602

9 782329 480947